Wir danken dem schwedischen Demenzverband
für seine Unterstützung
beim Zustandekommen dieses Buches.

Ein Dankeschön auch an Oberarzt Niels Andreasen
für seine konstruktive Hilfestellung.

Birgitta Andersson

Am Ende des Gedächtnisses

gibt es eine andere Art zu leben

Agneta Ingberg, 58:
Mein Leben
mit Alzheimer

BRUNNEN
VERLAG GIESSEN · BASEL

Das Original erschien im Jahr 2005 unter dem Titel
„I slutet av minnet finns ett annat sätt att leva"
beim Bokförlaget Libris, Örebro/Schweden

Aus dem Schwedischen von Dr. Friedemann Lux
Lektorat: Petra Hahn-Lütjen

2. Auflage 2007

www.brunnen-verlag.de
Umschlagmotiv: Getty Images, München
Umschlaggestaltung: Ralf Simon
Satz: DTP Brunnen
Herstellung: Ebner und Spiegel, Ulm
ISBN 978-3-7655-1947-5

Inhalt

Zum Geleit Heinzpeter Hempelmann,
Heike von Lützau-Hohlbein 9

Vorwort Birgitta Andersson 17

Einleitung 19

Nur ausgebrannt? 21

Vergesslichkeit muss nicht Demenz bedeuten 31

Der lange Weg zur Diagnose 32

Abschied vom Beruf 47

Alzheimeralltag 56

Wie wir reagieren – Scham und andere Gefühle 77

Und irgendwann bist du ein Pflegefall 91

Eine Pflegeverfügung schreiben? 101

In die Ewigkeit musst du nicht rennen 104

Geborgen 107

Die Alzheimerkrankheit 111

Nachwort: Leben, solange es geht 119

Anhang, Informationen 123

Zum Geleit

„Spannend, anrührend und bewegend!"

Dieses Buch ist lesenswert. Ich glaube, es wird wenige Menschen geben, die anfangen es zu lesen und es aus der Hand geben, bevor sie es zu Ende gelesen haben.

Des Lesens wert ist dieser Bericht aus mehreren Gründen: Bisher gibt es vor allem Schilderungen von Angehörigen, die Menschen mit zunehmender Demenz, kognitiven Funktionsstörungen und chronischen Krankheiten/ Behinderungen begleitet haben. Berühmt geworden ist auch in Deutschland John Bayleys „Elegie für Iris", in der er den langen Abschied von seiner Lebensgefährtin, der bedeutenden englischen Schriftstellerin und Philosophin Iris Murdoch, erzählt. Nicht umsonst spricht man von der Alzheimerkrankheit als „Angehörigen-Krankheit". Anders in diesem Buch.

Soweit das überhaupt möglich ist, kommt hier der unmittelbar betroffene Mensch zu Wort. Es rückt – paradox formuliert – in den Focus, dass auch sein Leben, in erster Linie *sein* Leben „gelaufen" ist. Was bewegt einen solchen Menschen? Welche Fragen, Ängste, Nöte treiben ihn um? Wie kommt er mit dieser Perspektive zurecht oder eben auch nicht zurecht? Auf welche Reaktionen seiner Mitmenschen trifft er, und was machen die mit ihm?

Bemerkenswert ist zudem die Vielperspektivität, aus der heraus das Schicksal von Agneta Ingberg in den Blick kommt. Da ist zum einen Agneta selbst, die zu Wort kommt, solange und so, wie sie dazu in der Lage ist. Da sind aber auch die Schilderungen ihrer Freundin und Co-Autorin Birgitta Andersson, die sie begleitet. Da sind schließlich die sachlichen, scheinbar distanzierten Angaben der involvierten Ärzte. So entsteht ein sehr realistisches Mosaik der Situation, in dem neben dem hoch engagierten, teilweise recht emotionalen, wenn auch sehr tapferen, unerschrockenen Reflex das mitfühlende, aber doch notwendig aus einer gewissen Distanz heraus geschehende Beobachten steht und schließlich die sogenannten objektiven Facts, oder besser das, was eben Maschinen messen und Wissenschaftler an Theorien aufstellen können und was ja in keinem Falle die Sache selbst, was immer bloß die Randbedingungen des Eigentlichen sein können.

Diese Mehrperspektivität gibt dem geschilderten Geschehen einer sehr frühen, gravierenden, unerbittlich auf ihr Ende zugehenden Alzheimererkrankung eine bislang nicht zu findende Tiefenschärfe.

Bücher wie dieses könnten einen Beitrag dazu leisten, dass viele Christen wieder „frommer“ würden, d.h. zu einer substanzielleren Spiritualität finden.

Die Suche nach Spiritualität, religiösen Erfahrungen, oft ist gemeint: religiösen Erlebnissen, ist zwar in aller Munde. Aber in ihrer individualistischen Ich-Fixierung zielt ja all diese Erlebnisspiritualität an den Orten vorbei, in denen nach Jesus Gott vor allem gefunden werden will und wird: in den Lebenslagen, in denen Menschen in elementarer Not um ihr psychisches und physisches Überleben ringen (vgl. Matthäus 25,33ff).

Wir haben in unserer Gesellschaft nahezu alle Orte und Gelegenheiten beseitigt, diese Form von Spiritualität: der Erfahrung der Nähe Gottes in der Tiefe des nächsten Menschenbruders, erfahren zu können. Für die Kranken haben wir die Krankenhäuser; für die Pflegebedürftigen die Pflegeheime; für die Alten haben wir die Altenheime; für psychiatrisch Kranke haben wir die psychiatrischen Krankenhäuser; für die Kriminellen die Gefängnisse; für die geistig Minderbemittelten die Sonder- oder Förderschule; für die sozial Schwachen das Sozialamt, für die Gestrandeten die Diakonie. Für diese Delegationen dienenden, sich human zuwendenden Handelns an Fachleute gibt es – natürlich – gute Gründe … mit dem schließlichen Ergebnis, dass wir solchen Problemfällen in der Gesellschaft und in der Gemeinde nicht mehr oder kaum begegnen, und dass wir uns dann, wenn wir selber – unvermittelt und unverhofft – Betroffene(r) sind, zu Recht marginalisiert, am Rand fühlen – ganz bald wenig verstanden oder auch ausgegrenzt.

Unsere Gesellschaft und weithin auch unsere Gemeinden funktionieren nicht, wenn wir die Schwachen beachten und unsere Kraft und Aufmerksamkeit an sie ver(sch)wenden. Wie viel Aufmerksamkeit erfährt etwa in manchen Konzepten des missionarischen Gemeindeaufbaus diese Form diakonischer Zuwendung? Wie viel Kapazität und Raum gibt es für die Schwachen?

Notwendig ist ja nicht, dass die Gemeinde Jesu sich jetzt in toto der Pflege von Demenzkranken zuwendet und das als neue, zentrale Aufgabe begreift. Das wäre sogar falsch. Hilfreich wäre es aber schon,

- wenn unter Christen der Blick für die Situation von chronisch Kranken wüchse,
- wenn mindestens in der Gemeinde eine Perspektive dafür entstünde, was es heißt, ohne Perspektive auf Heilung oder auch nur Besserung leben zu müssen;
- wenn Christen darauf verzichten würden, auf wohlfeile, theologisch korrekte, aber nichts kostende Wortspiele und Reaktionsmuster zu verzichten („Gott wird schon helfen; er hilft immer – auch euch"; „er macht keine Fehler!"; „habt ihr schon um Heilung beten lassen?"; „Habt ihr genug gebetet?"; „Ihr dürft die Hoffnung nicht aufgeben!"; „Seid getrost, Er lässt euch nicht im Stich!")

Es wäre einfach hilfreich, wenn Christen differenzierter reagierten. Wie oft helfen solche Sätze doch nur denen, die sich durch sie entlasten und vom Druck der fremden Not befreien wollen. Aber was machen sie mit denen, denen diese „Antworten" doch eigentlich helfen sollen? Wie oft fühlen sie sich noch mehr isoliert, noch weniger verstanden, noch hilfloser – sind sie doch an ihrem Schicksal selber schuld; geht es ihnen doch „eigentlich" gut; müssten sie doch „eigentlich" getrost sein; dürften sie doch „eigentlich" andere durch ihre mangelnde Zuversicht nicht so unnötig belasten.

Wie gut wäre es, wenn wenigstens Christen es aushalten würden, angesichts von unbegreifbarem Leid einfach stille zu sein und bei dem und den Betroffenen zu sein oder – wie Paulus es sagt – mit den Leidenden zu leiden, mit den Weinenden zu weinen (vgl. Römer 12,15; 1. Korinther 12,26).

Spannend, anrührend und bewegend, wie es ist, tut uns dieses kleine Buch den Dienst, dass es uns sensibel und vielleicht sprachfähiger macht – oder vielleicht einfach dazu hilft, nicht allzu eloquent mit dem Leid anderer umzugehen; dass es uns hineinnimmt in eine der alltäglichen Höllen, die uns vielfach unbemerkt umgeben und die doch so selten nicht sind. Demenz ist in Deutschland eine Volkskrankheit. Die Fachleute gehen davon aus, dass es zurzeit in Deutschland eine Million mehr oder minder schwer betroffene Demenzkranke gibt – Tendenz mit wachsender Lebenserwartung steigend.

Christen sind davon überzeugt, dass der lebendige Gott der Bibel Wunder tun kann. Manchmal ist es das größere Wunder, wenn er eine Krankheit nicht beseitigt, sondern den Kranken selbst wie auch die Angehörigen und anderen Mit-Leidenden durch diese – oft anhaltende – Krise hindurchführt. Damit er das tun kann, müssen Christen und Gemeinden sich diesen Herausforderungen stellen. Dieses Buch kann helfen, das zu tun.

Heinzpeter Hempelmann

„Beeindruckend!“

Wenn ich als Vertreterin der Deutschen Alzheimer Gesellschaft zum Thema Demenz befragt werde, versuche ich, mich in die Situation der Kranken hineinzufühlen. – Aber welches Recht habe ich, die ich glücklicherweise selbst (noch) nicht an Demenz erkrankt bin, aus Sicht der Kranken zu sprechen?

Die Situation der Angehörigen ist mir aus eigenem Erleben bekannt, da meine Mutter wie Schwiegermutter demenzkrank waren. Sie ist schwer genug, aber sicher ganz anders.

Viele Demenzkranke selbst sind auf Grund des Tabus, der Scham und der späten Diagnose nicht in der Lage, für sich selbst zu sprechen, sie brauchen Fürsprecher. Es ist an der Zeit, dass die Kranken sich viel stärker in die „Selbsthilfe Demenz“ einbringen, sich äußern, wie sie sich das Leben trotz und mit Demenz vorstellen. Sie müssen die Forderungen stellen und an der Umsetzung mitwirken. Wir als Angehörige und Mitstreiter können nur erahnen, wie es ihnen geht. Wir sind dazu da, ihnen zu helfen.

Aber natürlich gibt es auch die „Angehörigenkrankheit“, von der Agneta Ingberg spricht; die Angehörigen brauchen Hilfe und Vertreter. Gemeinsam müssen wir die Bedingungen für die Kranken und ihre Angehörigen verbessern, damit nicht Situationen entstehen, die uns das Leben noch schwerer machen. Das Beispiel Agneta Ingbergs, die beklagt, dass Pflegeheime abgeschafft werden, obwohl eine stationäre Versorgung eine gute Lösung für sie wäre, zeigt das ganz deutlich.

Ich wünsche diesem beeindruckenden Buch viele Leser und danke den Autorinnen, dass sie uns an ihrer ganz persönlichen Geschichte teilhaben lassen.

Heike von Lützau-Hohlbein
1. Vorsitzende der Deutschen Alzheimer Gesellschaft e.V.

Vorwort

Agneta Ingberg ist krank. Sie hat die Alzheimer'sche Krankheit.

Agneta bekam ihre Diagnose in einem frühen Stadium, als sie noch in der Lage war, Informationen aufzunehmen und die Erfahrungen anderer Menschen zu verarbeiten. Sie las, wollte wissen, was für eine Krankheit sie da hatte. Sie suchte in den Büchern nach Berichten anderer Patienten, die die gleichen Erlebnisse und Gefühle gehabt hatten wie sie. Sie brauchte es, sich wiederzuerkennen in den Worten und Ausdrücken anderer, suchte nach Formulierungen für ihre eigenen Gefühle. Aber in der vorhandenen Literatur wird die Alzheimerkrankheit meist aus zwei anderen Perspektiven beschrieben: der medizinischen und der der Angehörigen des Patienten. Man nennt sie sogar die „Angehörigen-Krankheit".

„Lasst mich selbst krank sein", sagt Agneta manchmal. Und so beschlossen wir, gemeinsam Agnetas Bericht zu verfassen, um anderen Betroffenen Worte und Beschreibungen zu geben, in denen sie sich wiederfinden können. Angehörigen, Freunden, Pflegern und anderen, die in ihrem Leben irgendwann mit Demenzkranken zu tun bekommen, möchte dieses Buch einen Einblick darin geben, wie das ist, wenn man selbst erkrankt ist.

Wie es ist, einen Alzheimerpatienten zu pflegen oder mit ihm zusammenzuleben, sind ebenfalls wichtige Aspekte, aber darüber haben andere bereits geschrieben.

Agneta hat angefangen, ihre Sprache zu verlieren, und so berichtet sie durch mich. Wir sind seit über dreißig Jahren befreundet, wir sind beide Pastorinnen und auf der Basis mehrerer im Laufe des Jahres 2004 auf Band aufgenommener Gespräche konnte ich dieses Buch schreiben. Die Gedichte in dem Buch sind von Agneta selbst; sie schrieb sie, bevor sie ihre Alzheimerdiagnose bekam.

Die medizinischen Abschnitte in dem Buch wurden von Niels Andreasen, Oberarzt am Karolinska Universitetssjukhuset Huddinge (Stockholm), durchgesehen.

Birgitta Andersson

Einleitung

So lange ich kann, will ich berichten. Ich will dazu beitragen, den Schleier der Scham, der die Gehirnkrankheiten umgibt, wegzunehmen. Ich habe die Alzheimerkrankheit, und es ist nicht „unanständiger", dement zu sein, als eine andere Krankheit zu haben

Manchmal bin ich es so müde, die „Angehörigen-Krankheit" zu haben. Eigentlich klingt das Wort ja schön bequem – die anderen also, nicht ich. Aber es kann mich auch wütend machen, denn in Wirklichkeit bin ja immer noch ich krank. Die Verwandten haben ihre Sorgen und Mühen, sicher, aber solange ich noch zurechnungsfähig bin, lasst mich selbst krank sein! Wir Gehirnkranken wollen nicht, dass man uns in eine Sonderschublade steckt.

Ich berichte, um zu zeigen, dass es möglich ist, ein leidlich gutes Leben zu haben, wenn man die Diagnose zeitig bekommt. Die meisten wissen, wie die Alzheimerkrankheit sich im fortgeschrittenen Stadium äußert; dass es viele Alzheimerpatienten gibt, die mit ihrer Krankheit noch ein ganzes Stück Alltag bewältigen, ist weniger bekannt. Seit ich um meine Krankheit weiß, versuche ich, ganz bewusst zu leben, jeden Tag auszunutzen.

Ich kann nicht mehr selbst schreiben und bin daher dankbar, dass meine Freundin Birgitta sich meine Geschichte angehört und zu Papier gebracht hat. Sie beschreibt auch die Krankheit und den Weg zur Diagnose. Und so liegt das Buch, das ich selbst so suchte, als ich krank wurde, jetzt vor Ihnen.

Agneta Ingberg

Nur ausgebrannt?

Vorstellung

Graues Haar, Übergewicht.
Die Frauenfalle hat zugeschnappt.
Ausgebrannt, entbehrlich,
müde, so müde.
Müde der Umstrukturierungen,
müde der Umorganisation,
müde der Planereien,
müde der Konferenzen.
So erbärmlich müde.

Fünftes Rad, überflüssig,
unbrauchbar am Computer,
schwer vermittelbar.
Noch neun Jahre übrig –
zu viel für die Firma,
zu viel für mich.
Fünftes Rad.
Heimatlos mit meinem Gott.
Aber das ist er ja gewohnt.

Das erste Mal, wo ich echt Angst bekam, war in einem Gottesdienst. Ich war seit 1968 Pastorin und hatte mir immer etwas darauf zugutegehalten, kein Gottesdienstbuch zu brauchen, weil ich alles auswendig konnte. Mit meinem fotografischen Gedächtnis war es für mich ein Kinderspiel, mich an Lieder, Bibelverse, Texte und Gedichte zu erinnern. Aber an jenem Tag war auf einmal alles weg. Ich schwitzte wie jemand, der zum ersten Mal vor einer Gemeinde stand; die bekanntesten Dinge waren mir auf einmal fremd und neu.

Als ich zum Dankgebet kam, fand ich es nicht in dem Gottesdienstbuch. Ich wusste genau, dass ich alles mit den Lesezeichenschnüren markiert hatte, wie immer. Ich wusste auch, dass ich ja diverse Dankgebete auswendig konnte, sodass ich eigentlich gar nicht zu suchen brauchte. Es half alles nichts. Ich spürte, wie der Schweiß mir den Rücken hinablief. Es war so still in der Kirche, dass das Rascheln der Seiten, die ich umblätterte, wie Donner in meinen Ohren krachte. Endlich fand ich ein Gebet. Ich war so nervös, dass ich die Worte kaum zusammenbekam.

Jetzt noch der Segen. Zum ersten Mal in vielen Jahren sprach ich die Worte nicht auswendig. Ich traute mich nicht. Ich fühlte mich so verwirrt und müde, war total erschossen.

Nach dem Gottesdienst sagte einer der Kirchenältesten zu mir: „Das mit der Pause war gut, da konnte man noch mal richtig über alles nachdenken."

Ich sagte nichts. Ich wartete, dass jemand mich fragen würde, was mit mir los war. Aber niemand schien mein hektisches Blättern bemerkt zu haben.

Das nächste Warnsignal kam ebenfalls in einem Gottesdienst. Auf einmal wusste ich nicht mehr, ob wir das Vaterunser schon gebetet hatten oder nicht. Es war ein unheimliches Gefühl, und bald hatte ich es noch öfter. Jedes Mal begann ich zu schwitzen und bekam Angst. *Was, wenn ich mich nicht erinnere? Was, wenn ich mich nicht erinnere?*

Wie schlimm das ist, nicht mehr genau zu wissen, was man als Nächstes tun soll, man kann es sich nicht vorstellen, wenn man es nicht selbst erlebt hat. Ich merkte, wie mir manchmal plötzlich die Worte fehlten. Ich wollte etwas sagen oder zitieren, und dann war es plötzlich weg …

Ich merkte auch, dass ich nervös wurde, wenn mehrere Personen in einer Gruppe gleichzeitig redeten. Zum Glück ist meistens jemand dabei, der schwer hört, und das konnte ich vorschieben, wenn ich darum bat, dass bitte immer nur einer reden sollte. Trotzdem: Diese unheimliche Müdigkeit, das war früher nicht gewesen. Früher war ich gerne unter Menschen gewesen, waren Besprechungen und Diskussionen ein Muntermacher für mich gewesen; jetzt machten sie mich müde, so müde.

Ich bekam Schwierigkeiten, dem Verlauf eines Gesprächs zu folgen. Ich fing einen Satz an – und verhedderte mich, wusste plötzlich nicht mehr, was ich sagen wollte. Mein Motor war im Leerlauf.

Ich glaubte, dass ich ausgebrannt war. Überarbeitet. Morgens hatte ich Lust, einfach im Bett liegen zu bleiben. Wenn ich aufwachte, war ich genauso müde wie am Abend, als ich ins Bett gegangen war. Jeden Morgen stand ich wie gelähmt im Flur und wollte am liebsten nicht nach draußen. *Dieser Tag, das schaffst du nicht …*

Neben mir stand mein Mann, Ulf, und sagte: „Bleib doch einfach zu Hause, Schatz, bleib hier."

Aber das tat ich nicht. Ich musste zu meiner Arbeit, um jeden Preis. Ich zwang mich.

Wenn ich Auto fuhr, machte ich die verrücktesten Sachen. An der Tankstelle versuchte ich, den Wagen im rechten Winkel zur Zapfsäule abzustellen. Es ging nicht ganz so, wie ich gedacht hatte. Ich machte Schnitzer, die ich im Leben nicht gemacht hatte. Zum Glück blieb es bei Lack- und Blechschäden.

Manchmal war ich plötzlich geistesabwesend. Ich kam zu Hause an und fragte mich: *Wie hast du das bloß gemacht?* Wahrscheinlich war ich so gefahren wie immer. Und sogar richtig, weil niemand mich angehupt hatte. Aber ich war nicht mehr so konzentriert wie früher; es waren gleichsam Löcher im Film.

Und nicht nur, wenn ich Auto fuhr. Da saß ich an meinem Schreibtisch und nahm die Karteikarte eines Täuflings zur Hand, dessen Eltern ich wegen des Taufgesprächs anrufen musste. Ich las die Karte – und da stand, von meiner eigenen Hand eingetragen, dass ich die Leute schon vor ein paar Tagen angerufen hatte. „Mensch, mit denen hab ich ja schon gesprochen!"

Immer wusste ich das nicht. Hatte ich diese Person schon gesprochen oder angerufen oder nicht? Zur Not deklarierte ich den Anruf zu einer Routinenachfrage, weil ich etwas nicht richtig eingetragen hatte. Ich versuchte, den Schein zu wahren, so gut es ging, aber ich hatte Angst, weil mein Gedächtnis mich im Stich ließ.

Es kam vor, dass ich jemandem versprach, ihn am Donnerstag anzurufen. Worauf er mich am Freitag anrief und fragte, ob mir etwas dazwischengekommen war. In dem letzten Jahr, in dem ich arbeitete, lernte ich es, es andersherum zu machen und die anderen zu bitten, *mich* anzurufen.

Oder ich saß in einer Besprechung und dachte: *Da musst du denen mal Bescheid stoßen.* Wenn ich dann endlich an der Reihe war, hatte ich das, was ich sagen wollte, wieder vergessen. Etwas später fiel es mir dann vielleicht wieder ein, aber da war man schon bei einem anderen Thema. Mein Gedächtnis hatte Löcher. Es war erschreckend.

Ich vergaß die alltäglichsten Dinge. Ich vergaß sogar, meine Mutter oder meine Tochter anzurufen. Es war Schwerarbeit, mich auch nur auf die dringendsten Dinge zu konzentrieren. Was nicht in meinem Terminkalender stand, existierte nicht. So war es in dem ganzen letzten Jahr meiner Berufstätigkeit. Ein ganzes Jahr. Ich wurde immer müder und fertiger. Und hatte rasende Kopfschmerzen. Vieles, was früher selbstverständlich gewesen war, war es nicht mehr.

Als ich mich selbst nicht mehr kannte in meinem Alltag, bekam ich es mit der Angst zu tun. Es ist ein unwirkliches Gefühl, wenn man gleichsam neben sich selbst steht und sieht, dass man nicht mehr normal funktioniert. Es ist richtig unheimlich.

Bei vielen Krankheiten hat man am Anfang die gleichen Symptome, die ich hatte. Beim chronischen Müdigkeitssyndrom etwa, bei der Fibrositis (die ich auch habe) und bei vielen anderen Diagnosen ist der Patient völlig erschöpft und fertig. *Klar,* dachte ich, *das ist es, du bist ausgebrannt, kein Wunder, dass du nicht mehr kannst.* Aber gleichzeitig spürte ich, dass an meiner ganzen Art, zu denken und mich zu erinnern, etwas fundamental schief geworden war. Etwas stimmte nicht mehr.

Ich hatte immer ein gutes Namensgedächtnis gehabt (sowohl was Namen aus der Allgemeinbildung betraf als auch die Namen von Personen, die ich kennengelernt hatte), aber auch das ist heute vorbei. Der Unterschied zu früher, er ist groß.

Auch Liedtexte habe ich verloren. Volkslieder und Balladen mit fünfzehn Strophen, die ich von Kind auf gekannt hatte, sind weg. Hier und da kommt ein Vers wieder aus der Versenkung hoch, aber der Rest ist gelöscht. Dinge, die ich als Kind wusste – weg.

Es ist auch komisch, wenn man plötzlich ohne Konzept nicht mehr vortragen kann. Ich hatte mir meine Predigten immer aufgeschrieben, einfach um nicht in Versuchung zu kommen, zu viel zu reden. Ich hatte ein Manuskript, wenn ich auf der Kanzel stand, aber ich brauchte es nicht. Das ist heute anders.

In dem letzten halben Jahr meiner Berufstätigkeit war es mir nicht mehr möglich, den Gottesdienst selbst zu leiten. Ich war zu durcheinander, hatte Angst, die Hälfte zu vergessen. Ich bat Kollegen um Hilfe. „Ich bin gerade nicht ganz auf der Höhe, diese elende Müdigkeit macht mich fertig. Ich mach' gerne die Predigt, wenn du den Rest machst."

Das kann ich aus dem Effeff, das muss ich nicht mehr üben, denken wir manchmal im Leben. Aber wer rastet, der rostet. Nun, bei mir half plötzlich kein Üben mehr. Dinge, die ich jahrzehntelang gewusst und gekonnt hatte, waren wie verschluckt. Ich kam mir dumm und dämlich vor. Und so deprimiert. Schritt für Schritt merkte ich, dass etwas nicht stimmte. Die Hilflosigkeit und Verwirrung legten sich wie ein Schleier über mich.

Ich dachte, es würde wieder vorübergehen. Sicher brauchte ich nur ein paar Tage Urlaub? Aber nichts half. Im letzten Frühjahr beschloss ich, kurzerhand den ganzen Urlaub, den ich mir zusammengespart hatte, auf einmal zu nehmen. Ich beantragte neun Wochen Urlaub. Das musste es doch wohl bringen, dachte ich.

Kurz vor dem Urlaub zeigte sich, dass mein Blutdruck viel zu hoch war. Na bitte, das war bestimmt der Grund für diese Müdigkeit, für die Gedächtnislücken und Verwirrungszustände. Und die berufliche Überlastung natürlich. Ich war ja ganz am Ende. Ich bekam Medikamente für meinen Blutdruck und dachte, dass sie und der lange Urlaub mich wieder fit machen würden. Aber ich wurde nur immer noch müder, ich schlief und schlief und schlief. Es war erschreckend.

Ich hatte immer gerne Handarbeiten gemacht. Ich war gerade an einer Stickerei mit Kreuzstichen, nichts weiter Kompliziertes, ein Muster mit ein paar Tannen und Sternen, ich brauchte nur die Stiche richtig zu zählen. Es ging nicht, ich konnte nicht mehr rechnen. Ich versuchte, meine Fehler zu korrigieren, und machte prompt neue. Zum Schluss, als ich das Garn so oft wieder aufgezupft hatte, dass das Ganze aussah wie ein gebrauchtes Taschentuch, gab ich es auf. Ich konnte keine Muster mehr sticken.

Aber vielleicht konnte ich noch stricken? Ich strickte doch so gerne. Ich bekniete Ulf, sich etwas zu wünschen. Er wünschte sich schließlich eine Weste, und auf die wartet er heute noch. Als ich das Rückenteil zum dritten Mal wieder aufgeribbelt hatte, begriff ich, dass ich auch keine Muster mehr stricken konnte.

Aber *ohne* Muster stricken musste wohl doch noch gehen? Aber das Ergebnis sah so fusselig aus, als ob es aus Bouclégarn war. Als ich das Rückenteil schon halb fertig hatte, merkte ich, dass ich zwei verschiedene Stricknadeln verwendet hatte, eine dicke und eine dünne. Früher konnte ich vor dem Fernseher sitzen, mich unterhalten und stricken, alles drei gleichzeitig, aber das geht nicht mehr. Heute muss ich immer schön eines nach dem anderen machen, und auch dann klappt es nicht immer.

Als ich die einfachsten Dinge nicht mehr schaffte, begriff ich, dass ich irgendetwas Ernstes hatte. Ich sah schließlich ein, dass ich nach meinem Urlaub wohl nicht mehr zurück an meine Arbeit konnte.

Mein Puls war ständig zu hoch und der Blutdruck immer noch nicht in Ordnung. Ich ging schließlich zu einem Herzspezialisten, der mich so lange, bis mein Rheumaspezialist aus seinem Urlaub zurückkam, krankschrieb. Als ich zu dem Rheumaarzt ging, stellte der fest, dass ich Fibrositis hatte (eine entzündliche Vermehrung des Bindegewebes). Er sah sofort, wie fertig ich war, und verlängerte meine Krankmeldung. Ich bekam eine Überweisung in eine Schmerzklinik.

Als ich das erste Mal in der Schmerzklinik war, sagte der Arzt mir: „Ich glaube, Sie haben genug gearbeitet."

Genug gearbeitet? Das sah ich anders. Es musste doch wohl möglich sein, dass ich wieder gesund wurde und etwas leisten konnte. Oder?

Die Ärzte glaubten lange, dass ich „nur" Fibrositis hatte. In der Schmerzgruppe, in der ich war, klagten alle Frauen über Gedächtnisstörungen. Na gut, da war ich also nichts Besonderes.

Aber dann kam ein Abend, wo ich mich nicht mehr in der U-Bahn zurechtfand. Ich fuhr in die falsche Richtung. Ich versuchte verzweifelt, herauszufinden, was ich machen musste, um nach Hause zu kommen. In meinem Kopf fuhren alle U-Bahnen in die falsche Richtung.

Ich erzählte dem Psychiater in der Schmerzklinik, was mir da passiert war. Da eine Fibrositis in der Regel den Orientierungssinn nicht in Mitleidenschaft zieht, ordneten die Ärzte eine Kernspintomografie meines Gehirns an.

Die Tomografie ergab gewisse Veränderungen in meinem Gehirn. Also die nächste Überweisung, in das Gedächtnis-Center der Universitätsklinik Huddinge (Huddinge ist ein Vorort von Stockholm). Wenn man längere Zeit zu hohen Blutdruck gehabt hat, kann es zu Veränderungen im Gehirn kommen, und das war bei mir offenbar der Fall.

Ich versuchte, mich zu beruhigen. Wenn der Blutdruck schuld war, würde es wenigstens nicht schlimmer werden. Noch als sie mich in die Geriatrische Klinik in Huddinge schickten, glaubte ich, dass es der Blutdruck war. Bestimmt würden sie mich als „Fibrositis-Tante" nach Hause schicken. Natürlich, was sonst? Der Arzt würde mir erklären, dass ich aufgrund meines zu hohen Blutdrucks halt Fibrositis und ein paar andere Dinge bekommen hatte. Er würde – ach was, er *musste* mir sagen: „Bei uns haben Sie nichts zu suchen."

Aber so kam es nicht. Erst jetzt dämmerte es mir richtig, dass ich etwas anderes haben musste.

Dass etwas nicht so war, wie es sein sollte, war nach der Kernspin-Untersuchung also klar, aber bis ich die endgültige Diagnose bekam, sollte noch viel Zeit ins Land gehen. In gewisser Weise hat mich diese lange Wartezeit auf die Diagnose vorbereitet, aber andererseits: Wann ist man schon wirklich vorbereitet?

Als ich wieder zum Arzt ging, um das Ergebnis der Untersuchungen zu erfahren, sagte er mir: „Sie haben ja selbst gesagt, dass Sie merken, dass da etwas nicht stimmt bei Ihnen und dass das nicht nur am Alter liegt. Sie haben gesagt, dass da etwas echt faul sein muss, und da haben Sie leider recht gehabt."

Aber während der Untersuchungen sagte er: „Wir wollen mal nicht gleich das Schlimmste glauben."

„Und was wäre das Schlimmste?", fragte ich.

„Alzheimer", sagte der Arzt.

Insgesamt dauerte es drei Jahre mit diversen Symptomen, die auf die Alzheimerkrankheit hindeuten können, bis ich meine Diagnose bekam.

Vergesslichkeit muss nicht Demenz bedeuten

Es kann einen erschrecken, wenn man sich in den Beschreibungen der frühen Symptome von Alzheimer oder anderen Demenzkrankheiten wiederfindet. Aber es gibt eine ganze Reihe Krankheiten und Zustände, die zu Vergesslichkeit führen können, zum Beispiel diese:

- Stress
- Ausgebrannt sein (Burnout)
- Depression
- Fibrositis
- Infektionskrankheiten, z.B. Borreliose
- Vitaminmangel
- Nebenwirkungen von Medikamenten
- Stoffwechselstörungen
- Gehirnblutungen

Wenn man ein halbes Jahr oder länger Vergesslichkeitsprobleme hat, sollte man einen Arzt aufsuchen, um Rat und Hilfe und die richtige Diagnose zu bekommen.

Der lange Weg zur Diagnose

Viele Jahre lang hatte ich verschiedene Beschwerden aufgrund einer rheumatischen Erkrankung gehabt. Als die Schmerzen und die Müdigkeit immer schlimmer wurden, wurde ich in eine Schmerzklinik überwiesen. Dort bekam ich die Diagnose „Fibrositis“, auf die ich eine Zeit lang meine Beschwerden schieben konnte. Erst als ich größere Orientierungsprobleme bekam (mein Abenteuer in der Stockholmer U-Bahn), ordneten die Ärzte eine Kernspintomografie von meinem Gehirn an. Die Tomografie ergab Veränderungen im Gehirn, die die Folge von Aderverkalkung oder erhöhtem Blutdruck sein konnten, aber ich wurde in das Gedächtnis-Center der Uniklinik Huddinge überwiesen. Nach vielen Untersuchungen und langem Warten erfuhr ich, dass ich die Alzheimerkrankheit hatte. Ich habe nicht in meine Krankenakte geschaut, aber Birgitta hat sie gelesen und den Weg zur Diagnose verfolgt.

*****

Als Agnetas Orientierungssinn sich verschlechterte, begannen die Ärzte ihre Probleme mit anderen Augen zu sehen. Sonst suchen die Patienten den Arzt meist wegen Gedächtnisstörungen auf oder weil es ihnen schwerfällt, Neues zu lernen. Es ist nichts Ungewöhnliches, wenn ein Patient schon Monate, ja Jahre, bevor die Demenzsymptome sich deutlich zeigen, über Antriebsschwäche, vermehrte Anfälligkeit für Stress, eine undefinierbare Unsicherheit in verschiedenen Situationen und innere Unruhe, Niedergeschlagenheit oder Angst klagt.

*****

Um zu einer Diagnose zu gelangen, nehmen die Ärzte eine eingehende Gedächtnis- oder Demenzuntersuchung vor, die aus verschiedenen Punkten besteht, die zusammen zu einer wahrscheinlichen Diagnose führen. In der Regel basiert sie auf den gesammelten Ergebnissen der verschiedenen Einzeluntersuchungen sowie der Krankengeschichte des Patienten und seiner eigenen Beschreibung seines Zustands.

Bei einer Demenzuntersuchung werden die Symptome durch Gespräche mit dem Patienten und seinen Angehörigen ermittelt. Weiter gibt es eine eingehende medizinische und neurologische Untersuchung, darunter Blutanalysen sowie Seh- und Hörtests. Die Blutuntersuchungen dienen vor allem der Abgrenzung gegenüber anderen Krankheiten sowie Mangelerscheinungen; durch sie kann man zum Beispiel Stoffwechselstörungen ermitteln oder einen Mangel an Vitamin B 12, der durchaus demenzähnliche Symptome hervorrufen kann. Bei beginnender Demenz kann die Untersuchung des Status des Patienten durch Blutanalysen auch hilfreich für die Behandlung sein, da gewisse Störungen oder schlechte Werte die kognitiven Funktionen beeinträchtigen können.

Des Weiteren wird der Patient psychiatrisch untersucht; hier geht es darum, etwaigen Depressionen oder Angstzuständen auf die Spur zu kommen. Eine unbehandelte Depression kann zu Symptomen führen, die an das Frühstadium der Demenz erinnern, eine Depression kann aber auch umgekehrt das erste Symptom einer beginnenden Demenz sein.

Oft gehört zu der Demenzuntersuchung die Erstellung einer „Abbildung“ des Gehirns, die unter anderem Veränderungen, Blutungen und Tumore sichtbar macht. Meist kommt hier die Computertomografie (Abkürzung: CT) zum Einsatz (manchmal auch „Schichtröntgen“ genannt) oder die Kernspin-Tomografie (alias Magnetresonanz-Tomografie, MRT).

Verschiedene Demenzkrankheiten weisen unterschiedliche typische Durchblutungsmuster im Gehirn auf, die mit diesen modernen Röntgenmethoden sichtbar gemacht werden können. Ein Verfahren, das zu „Querschnittbildern“ des Gehirns führt, ist die sogenannte Single-Photon-Emissions-Computertomografie (SPECT).

Man kann weiter den Zuckerstoffwechsel im Gehirn untersuchen. Dies geschieht mit einer anderen speziellen Technik zur Abbildung des Gehirns, der Positronen-Emissions-Tomografie (PET).

Zur Messung der elektrischen Aktivität im Gehirn dient das EEG (Elektro-Enzephalogramm). Bei Alzheimerkranken ist die elektrische Aktivität des Gehirns vermindert.

Eine Untersuchung der Rückenmarksflüssigkeit dient der Messung der sogenannten Demenzmarker. Biochemische Veränderungen im Gehirn spiegeln sich in der Rückenmarksflüssigkeit wider. Mit dieser Methode kann man der Alzheimerkrankheit bereits in einem frühen Stadium auf die Spur kommen.

Die kognitiven Fähigkeiten werden mithilfe verschiedener Tests untersucht. Mit „kognitiv“ ist die seelisch-geistige Aktivität gemeint, durch die Wahrnehmungen bewusst werden und zu Verständnis, Gedanken und Schlussfolgerungen führen. Ein häufiges Verfahren ist der sogenannte Mini-Mental-Status-Test (MMST), mit dem Sprache, Aufmerksamkeit, Kurzzeitgedächtnis und Konzentration des Patienten gemessen werden. Patienten mit hohen intellektuellen Fähigkeiten können bei Mini-Mental-Status-Tests gute Werte erzielen, aber trotzdem eine Demenzkrankheit haben.

Bei einem anderen Test muss der Patient Farbe und Form verschiedener geometrischer Figuren angeben. Der Test wird frühzeitig vorgenommen und kann erste Hinweise auf eine Alzheimererkrankung ergeben, indem er Rückschlüsse darauf zulässt, welche Areale des Gehirns eventuell geschädigt sind. Das Testergebnis wird auf dem Hintergrund des medizinischen und psychischen Status des Patienten sowie seiner sozialen Situation ausgewertet.

Darüber hinaus wird untersucht, wie das soziale Netzwerk des Patienten aussieht und mit welchen Hilfen er zu Hause und in seiner Familie rechnen kann. Der Patient und seine Angehörigen erhalten Informationen über Pflege- und Hilfsangebote und ihre Finanzierung.

*****

Agnetas Weg zur Diagnose begann im November 2001 mit einer Kernspintomografie ihres Gehirns. Am 27. Februar 2002 war sie zum ersten Mal in der Geriatrischen

Abteilung (Gedächtnis-Center), zur Untersuchung ihrer Gedächtnis- und Konzentrationsprobleme. Wenn man ab hier Agnetas Krankenakte aus dem Gedächtnis-Center liest, sieht man, wie die verschiedenen Untersuchungen nach und nach zu der Diagnose „Alzheimer mit frühzeitigem Beginn“ führten. Die Krankenakte zeigt auch, wie Agneta selbst ihre Situation erlebte. Ihr Gefühl, nicht mehr normal zu funktionieren, zeigt sich vor allem in ihren wiederholten Bitten um Hilfe.

In dem ersten Eintrag stellt der Arzt fest, dass Agneta keine erbliche Anlage für Demenzkrankheiten hat. Dafür hat sie mehrere andere Krankheiten, darunter die Reiter'sche Krankheit, Fibrositis, Bluthochdruck und Depressionen. Der Arzt schreibt wörtlich:

> **Aktuelle Beschwerden**: Seit Herbst 1999 Schwierigkeiten, sich an Liedtexte zu erinnern und die richtigen Bibelstellen zu finden. Die Patientin gibt an, früher sehr gut darin gewesen zu sein, dass aber jetzt sie und ihre Umgebung eine wesentliche Verschlechterung bemerkt haben, die nicht plötzlich, sondern nach und nach kam. Kann auch Fachliteratur nicht mehr so wie früher lesen, gibt an, sich anschließend nicht mehr daran erinnern zu können, was im 1. Kapitel stand. Ist 2001 mehrfach in die falsche U-Bahn gestiegen und fand anschließend nicht mehr nach Hause. Findet sich in ihrem Supermarkt nicht mehr so zurecht wie früher. Hat wiederholt Bücher aus der Bibliothek entliehen, die sie gerade gelesen hatte. Hat Konzentrationsschwierigkeiten beim Lesen von Texten.

Ehemann und Freunde erleben sie ausdrucksärmer als früher.
Hat in den letzten 2 Jahren wiederholt Unfälle mit dem Auto gebaut. Gibt an, nicht aufgepasst zu haben, fährt nur noch vertraute Strecken.
Allgemeinzustand: Sieht niedergedrückt aus, aber physisch gut.
Psychischer Status: Voll orientiert. Guter formeller und emotionaler Kontakt. Psychomotorische Hemmungen, geringe Mimik, weint während des Gesprächs, kann aber manchmal auch lachen und Lächeln erwidern. Verneint Todes- oder Selbstmordgedanken, keine psychotischen Symptome.

In einem Mini-Mental-Status-Test erhielt Agneta 30 von 30 Punkten. Der Arzt stellt indes fest, dass ihr früher sehr gutes Gedächtnis sich seit zwei Jahren deutlich verschlechtert hat. Er bemerkt auch, dass sie Schwierigkeiten hat, sich räumlich zu orientieren. Deutliche Sprachstörungen vermerkt er nicht. Er findet, dass Agneta niedergeschlagen ist, aber wie sich das auf ihre Symptome auswirkt, ist unklar.

Die Kernspintomografie des Gehirns vom November 2001 ergab Veränderungen, die nach der Überweisung auf Aderverkalkung beruhen konnten, doch die deutlichen Symptome bei Agneta machten eine genauere Untersuchung ihrer Beschwerden notwendig. Man untersuchte ihr Gehirn erneut, diesmal mittels Single-Photon-Emissions-Tomografie.

Agneta wurde auch von einem Neuropsychologen untersucht, und es wurden ihr mehrere Blut- und andere Proben entnommen. Sie bekam einen vorgezogenen Termin für eine mehrtätige stationäre Große Untersuchung. Die Hauptdiagnose lautete bis auf Weiteres auf „Gedächtnisstörungen".

*****

Agneta berichtet:
Der Arzt sagte: „Wir fahren das volle Programm." Das bedeutete fünf Tage Untersuchungen, Tests und Proben. Es war halb spannend, halb beängstigend. Zum Glück lagen die Tage nicht alle hintereinander, sodass ich mich zwischendrin erholen konnte. Das Schwerste an diesen Tagen war, all die anderen Patienten zu sehen, die sichtlich krank waren, und einer von ihnen zu sein. Es war irgendwie unwirklich. Mein Selbstbild von der Zukunft, in der ich eine lebensfrohe alte Frau mit einem reichen Erinnerungsschatz und bestem Gedächtnis war, bekam einen Sprung. Was es auch war, was da in meinem Gehirn vorging – vieles von dem, was mir bis jetzt selbstverständlich gewesen war, würde bald nicht mehr da sein; so viel war mir klar.

*****

Zu der Großen Untersuchung gehörten diverse Proben, EEG, EKG, erneute Mini-Mental-Status-Tests und die Untersuchung u.a. durch einen Logopäden, Krankengymnasten und Neuropsychologen. Das Ergebnis der bereits vorgenommenen Gehirn-Kernspintomografie wurde analysiert. In Agnetas Krankenakte heißt es für den 30. April 2002 unter anderem:

> **Hauptdiagnose**: Gedächtnisuntersuchung/subjektive Gedächtnisstörungen. Depressive Episode, unspezifiziert.
> **Zusammenfassung**: Die Untersuchung ergab keine Anhaltspunkte für eine Demenzkrankheit. Es liegt ein sehr leichtes kognitives Nachlassen vor, das sich jedoch durch mangelnde Konzentration und Aufmerksamkeit erklären lässt, die wahrscheinlich durch eine Depression verursacht sind. Die Behandlung der Depression sollte optimiert werden; wahrscheinlich ist die Depression ursächlich für die subjektiven Gedächtnisprobleme.
> **Weiteres Vorgehen**: Erneuter Termin zur Mitteilung der Diagnose. Keine Indikation für weitere Behandlung bei uns; Zurücküberweisung an den behandelnden Schmerzspezialisten.

Am 16. Mai 2002 sprach Agneta im Gedächtnis-Center mit einem Arzt, den sie bisher noch nicht gesehen hatte. Er schreibt in der Akte:

Anmerkung: Die Patientin hat die Große Untersuchung hinter sich. Besprechung der Resultate. Patientin hat deutliche subjektive Symptome, die in der Untersuchung nicht dokumentiert werden konnten. Ich teile die Diagnose nicht. Patientin hat deutliche subjektive Gedächtnisstörungen, die teilweise durch geringere Leistungen in Gedächtnistests (verglichen mit allen anderen kognitiven Tests) belegt sind. Patientin ist ein klarer Fall für Weiterbehandlung und sollte in Zukunft erneut getestet werden. Ist bereit zur Teilnahme an einer Arzneimittelstudie; es sollte untersucht werden, ob die Patientin in die UCB-Studie aufgenommen werden kann. Falls dies nicht möglich ist, erneuter Test in 1 Jahr mit nachfolgendem Beginn der Medikation.
Hauptdiagnose: Kognitive Störung.

Agneta konnte an einer Studie teilnehmen, bei der die Wirksamkeit eines bestimmten Medikaments bei Patienten mit „leichten kognitiven Störungen" untersucht werden sollte. Durch diese Studie bekam Agneta einen regelmäßigen Kontakt zu einem Arzt im Gedächtnis-Center.

Die Zeit verging, und Agneta wurde regelmäßig getestet und traf sich durch die Arzneimittelstudie mit ihrem Arzt. Nach fast einem Jahr, am 14. April 2003, verzeichnet der Arzt in ihrer Krankenakte:

Kommt zum 10. Besuch in der aktuellen UCB-Studie. Nichts Neues. Keine Nebenwirkungen des Medikaments. Wünscht sehr weitere aktive Medikation nach

Ende der Studie, da sie kognitive Verschlechterungen merkt. Insbesondere fühlt sie sich leichter gestresst, wenn viele Menschen um sie herum sind.

Agneta und der Arzt kommen überein, bei ihrem nächsten Besuch eine Lumbalpunktion vorzunehmen – eine Punktion des Wirbelkanals zur Entnahme von Rückenmarksflüssigkeit. Wenn bestimmte Proteine in der Rückenmarksflüssigkeit erhöhte Werte haben, kann dies auf eine Alzheimerkrankheit hindeuten. Der Arzt vermerkt, dass er in diesem Fall Agneta auf Alzheimermedikamente einstellen will.

Am 20. Mai 2003 kam Agneta zu einem erneuten Termin. Man entnahm ihr die Rückenmarksprobe. In der Akte steht, dass Agneta merkt, dass

> ... ihr Gedächtnis nicht das beste ist. Es ist ihr sehr wichtig, mit der Medikation fortzufahren, wenn sie nach 1 Monat die Studie verlässt.

Der Schlussbesuch im Rahmen der Arzneimittelstudie erfolgte am 11. Juni 2003. Der Arzt vermerkt in der Krankenakte:

> Nichts Neues. Keine Änderung der Medikation. Die Patientin glaubt, dass ihr kognitiver Zustand im Ganzen unverändert ist. Kommt im Alltag gut zurecht, aber spürt deutlich, dass ihr Gedächtnis nicht so ist, wie es

> sein sollte. Ist sehr daran interessiert, weiter Medikamente gegen ihre Gedächtnisstörungen zu bekommen. **Beurteilung**: Patientin erzielte heute bei MMST alle 30 Punkte. Ich erlebe sie nach dem vergangenen Jahr als kognitiv ziemlich unverändert; gleiche Auffassung bei unserem Neuropsychologen.

Das Ergebnis der Rückenmarkspunktion ergab jedoch Werte, die zu folgendem Urteil führten:

> ... glaube, dass Patientin Morbus Alzheimer hat. Hört heute mit der Medikation auf. Erneuter Termin in zwei Wochen vorgesehen. Bereits jetzt ist geplant, dass die Patientin wiederkommen und dann auf Reminyl® eingestellt sowie in die SATS-Studie aufgenommen wird.

Die Hauptdiagnose lautet immer noch auf „leichte kognitive Störung". Wieder bekommt Agneta die Möglichkeit, an einer Studie teilzunehmen – diesmal die SATS-Studie, in der die Patienten drei Jahre lang begleitet werden, um die Langzeitwirkung von Cholinesterase-Hemmern zu prüfen.

*****

Agneta berichtet:
In den zwei Wochen bis zu dem nächsten Arztbesuch war mein Kopf im Chaos. Es war, als ob das nicht ich war, sondern ein Fremder. Es war eine Art Schockzustand, aber schlafen konnte ich. Als ich die Diagnose bekam, war es erst das reinste Chaos.

Als der Arzt einen ausführlichen Termin für die Besprechung der Untersuchungsergebnisse ansetzte, war mir klar, dass jetzt die Stunde der Wahrheit kommen würde. Wenn alles in Ordnung gewesen wäre, hätte er mir das natürlich gleich gesagt, um mich nicht unnötig zu beunruhigen, und nicht bis ganz zuletzt gewartet. Noch bevor er den Mund aufmachte, war ich im Bilde, aber zuerst war es alles unwirklich. *Das Schlimmste war eingetroffen.* Aber Fragen hatte ich keine, jedenfalls nicht jetzt, ich war völlig blockiert. Aber in zwei Wochen würde ich also wiederkommen; ich bat um einen Termin, der lang genug war, um meine Fragen zu stellen.

*****

26. Juni 2003 Erneuter Termin

Anmerkung: Patientin kommt zum Nachgespräch. Merkt, dass ihr Kurzzeitgedächtnis nicht das beste ist, ihr Orientierungssinn auch nicht mehr. Es ist ihr sehr wichtig, weiter Medizin gegen Alzheimer zu bekommen.

Beurteilung: Patientin ist im vergangenen Jahr in ihren kognitiven Funktionen ziemlich unverändert gewesen. Ist sich ihrer Schwierigkeiten bewusst und wünscht sehr Fortsetzung der Behandlung. Wir diskutieren Reminyl-Therapie, für die die Patientin sich interessiert. Bieten der Patientin einen erneuten Termin im August an, zur Einstellung auf das Medikament.

Hauptdiagnose: Leichte kognitive Störung.

Agneta berichtet:
Nach den ersten Chaoswochen konnte ich mich mit meinem Arzt anders unterhalten:

„Können Sie mir sagen, wie viele Jahre ich noch einigermaßen normal leben kann?"

„Vielleicht zehn Jahre", erwiderte er, aber damit meinte er wohl meine Lebenserwartung. Andernfalls müssten die Medikamente eine Superwirkung haben. Nach dem Gespräch sehe ich ein, dass es meistens wohl schneller abwärtsgeht. Aber die Ärzte können ja nicht wissen, wie lange es im Einzelfall dauert.

Ich fragte den Arzt: „Sollte ich allmählich meine Papiere ordnen?"

„Das sollte jeder, der über fünfzig ist", war die Antwort.

Da hatte der Arzt recht. Er hat nie etwas beschönigt.

Dann kam der Sommer, und es wurde sehr leer um mich und Ulf. Freunde und Ärzte, alle waren sie verreist. Es war eine schwere Zeit. Was ich alles gelesen hatte, bevor ich die Diagnose bekam, jetzt wurde es immer mehr Realität. In den letzten Jahren, als es mir so schlecht ging, habe ich alles über Demenzkrankheiten gelesen (und über andere Leiden, die das Gedächtnis beeinträchtigen), was ich in die Hände bekommen habe. Und jetzt – wurde es so furchtbar wirklich. Ich las erneut die Bücher *Elegie für Iris* von John Bayley und *Boken om E* von Ulla Isaksson. Froher wurde ich dadurch nicht, aber die Bücher halfen mir, mit meinem Schock umzugehen.

Das Buch, das am meisten wie ein Faustschlag in meinen Magen wirkte, aber das mir gleichzeitig eine gewisse

Stütze war, war merkwürdigerweise *Wie wir sterben* von Sherwin B. Nuland. Es ist ein aufwühlendes Buch, das verschiedene Krankheiten beschreibt. Das Ende des Abschnitts über die Alzheimerkrankheit ist eindrücklich: „Bei dieser Krankheit gibt es kein Sterben in Würde." Der Mensch wird gleichsam wieder zum Embryo.

Es ist unheimlich wichtig, ein Netzwerk aus Menschen zu haben, das einen auffängt. Ich weiß nicht, wie ich es sonst geschafft hätte, dieses Warten und Grübeln. Es ist fast unmöglich.

*****

Im August 2003 hatte Agneta ihren nächsten Arzttermin, um in die neue Studie aufgenommen zu werden. Der Arzt berichtet:

> Die Patientin findet, dass ihr Gedächtnis sich kontinuierlich verschlechtert hat und dass es allmählich schwierig wird. Beim MMST erreicht sie jedoch immer noch 29 Punkte, auch wenn sich Unsicherheiten bei Zeitorientierung, Rechnen und Kurzzeitgedächtnis zeigen. Auch die räumliche Orientierung ist leicht gestört.

Nach dem geltenden Diagnoseraster hatte Agneta nach wie vor lediglich eine leichte kognitive Störung, aber der Arzt fand, dass sie eine frühzeitig einsetzende beginnende Alzheimerkrankheit hatte, und sie bekam daher das Medikament Reminyl®. Erst im Oktober 2003, über eineinhalb Jahre nach dem ersten Besuch in der Geriatrischen

Abteilung, bekam sie ihre offizielle Alzheimerdiagnose, nach den gültigen Kriterien:

> **Beurteilung:** Die Patientin erzielt 29 Punkte im MMST, schafft die räumliche Aufgabe nicht. Merkt auch leichte Veränderungen in ihrer Sprache sowie eine leichte sensorische Aphasie. Die Medikation ist unverändert weiterzuführen.
> **Hauptdiagnose:** Demenz durch Alzheimerkrankheit mit frühem Beginn. Alzheimerkrankheit mit frühem Beginn.

Abschied vom Beruf

„Wir wollen das mal nicht als Abschied sehen, du hast ja immer noch deinen Dienst hier in der Gemeinde“, sagte die Pfarrerin, als sie mich zu meiner Verabschiedung willkommen hieß.

„Doch, ich sehe das als Abschied“, sagte ich.

Es ist nicht einfach, alles abzulegen, hinter sich zu lassen, Schluss zu machen. Und doch habe ich mich in gewisser Weise genau darauf vorbereitet. Seit ich meine Alzheimerdiagnose bekommen habe, bin ich dabei, Papiere und Bücher durchzugehen, auszusortieren und wegzuwerfen.

Es ist auch nicht einfach, darüber zu berichten. Erst dann, wenn man es anderen erzählt, wird das, was man da sagt, richtig wirklich für einen selbst.

Zwischen den Gruppentreffs und der Sitzung des Gemeinderats versammelten sich die Honoratioren der Gemeinde in dem großen Saal, wo die Pfarrerin und ich kurz zuvor mein Porträt aufgehängt hatten. Das Bild hängt gerade, aber ein wenig einsam sehe ich schon aus an der großen Wand.

Nach mehreren Jahren Krankschreibung und in dem Wissen, dass ich nicht mehr würde arbeiten können, hielt ich meine kleine Abschiedsrede:

„‚So danke ich Dir, mein Gott, und lobe Deinen heiligen Namen.‘

Die Worte sind von König David (siehe 2. Samuel 22, besonders Vers 50). Heute Abend möchte ich in diese Worte einstimmen. Ich danke Gott für all die Jahre, die ich Pastorin in dieser Gemeinde sein durfte, mit der Markuskirche als Basis und Christus als Herz. Es sind reiche, von Dienst erfüllte Jahre gewesen.

Als ich merkte, dass ich nicht mehr zurück in den Dienst kann, konnte ich es erst nicht fassen, dass ich dies alles und euch alle verlassen muss. Würde die Kirche wirklich noch stehen bleiben, wenn ich nicht mehr da war? Ohne mich? Aber sie blieb stehen. Es war ein komisches Gefühl. Aber vor allem anderen war und ist es ein unerhörter Schmerz für mich, meine geistliche Heimat zu verlieren.

Die Jahre, sie sind dahingeflogen.
Ein Leben in Gottes Dienst – ein fröhliches Leben.
Auch schwer und hart? Ja, oft.
Aber sinnlos und leer – nie.
Licht und Hoffnung weitergeben,
Menschen begegnen an den Schwellen des Lebens:
Geburt und Pubertät,
Liebe und Tod.
Auch dem zuhören, das keine Worte hat.
Mitgehen –
durch Dunkelheit
und Angst und Chaos.
Mitgehen
hin zum Morgenlicht der Hoffnung.
Begegnungen –
mit Gott,
mit Menschen.
Alles hat meinem Leben Sinn gegeben.

So ist es gewesen.

Heute, mit dem Fazit – oder besser: der Diagnose – in der Hand, mit der leichtesten Diagnose, der Fibrositis, und der schweren, der Alzheimerkrankheit, bin ich dankbar, dass ich mich nie auf Teilzeitmodelle eingelassen oder auf einer Reha bestanden habe, obwohl ich so gerne im Dienst sein wollte.

Tief drinnen war mir seit dem Frühjahr 2000 klar, dass etwas total nicht stimmte mit mir …

Eine Demenzkrankheit bekommen, das bedeutet, sich selbst verlieren, den Boden unter den Füßen. Die Gedanken verhaken sich, werden flatterig, die Worte versagen.

Mit einem Gefühl der Dankbarkeit und Erleichterung stehe ich heute hier vor euch. Ihr habt mich nie bitten müssen, aufzuhören, weil ich es nicht mehr schaffte, vor einer Gemeinde zu stehen.

Alles andere ist, wie ihr wisst, ungewiss. Meine Medizin kann den Verlauf der Krankheit nicht stoppen, sondern nur das Pflegeheim um ein paar Jahre aufschieben; so steht es in der Fachliteratur, die man vielleicht lieber nicht lesen sollte. Aber was auch geschieht, will ich in Gottes Hand leben und mich an einer Hoffnung festhalten, die ich so formuliert habe:

> Aber eines Tages,
> wenn der Vorhang des Lebens zerreißt
> und alles religiöse Gerümpel zerfällt,
> werde ich Dich, Gott, sehen,
> von Angesicht
> zu Angesicht.

Das macht mich so froh:
Endlich zu Hause sein,
bei Dir,
im Licht.
Das lässt mich erzittern:
Wird mein Gesicht das sein,
was Du einst meintest,
so, wie Du mich sahst,
als Du mich in der Verborgenheit bereitetest,
als ich wurde in den Tiefen der Erde?

Noch einmal danke für die guten Jahre im Dienste Dessen, der das Leben ist."

Dann übergab ich der Pfarrerin die Dienstschlüssel. So, das war erledigt. Aber es war stressig, viele weinten und keiner mochte so recht Schluss machen. Das einzige Lustige war, als ein Mann zu mir kam und sagte: „Wenn ich Sie sehe, muss ich immer an die schöne Taufe von meinem ersten Sohn denken."

„Ja …?"

Und er erzählte mir, wie stolz seine Frau und er gewesen waren, als sie in ihr Traumhaus gezogen waren und einen Sohn bekommen hatten. Sie waren so glücklich gewesen und hatten die Taufe draußen im Garten haben wollen.

„Und wo haben Sie gewohnt?", fragte ich.

Er sagte es mir, und dann war mein fotografisches Gedächtnis auf einmal wieder da. Ich brauchte bloß den Videofilm innen in meinem Kopf einzuschalten, und schon wusste ich alles wieder und konnte es selbst erzählen.

„Mensch, was haben Sie für ein Gedächtnis", kommentierte ein grauhaariger Mann, der zugehört hatte. Alle lachten, aber es war doch eine schwere Situation. Ich merkte: *Noch mehr Abschiede schaffst du nicht.* Eigentlich hatte ich vorgehabt, in die verschiedenen Gemeindegruppen zu gehen und Auf Wiedersehen zu sagen, aber das geht also nicht. Bei dem bloßen Gedanken, wie sie mich alle umarmen und weinen, fange ich an zu zittern. Und ein Stück von der Pastorenberufskrankheit ist ja bei mir hängen geblieben; wenn andere weinen, darf ich nicht mitweinen, aber anschließend bin ich fix und fertig.

Aber es war doch eine Erleichterung, die Schlüssel abzugeben, das Bild dazulassen und Auf Wiedersehen zu sagen; ohne Punkt kein Satz.

Es wird wohl noch etwas dauern, bis ich als normaler Gottesdienstbesucher in die Markuskirche gehen kann. Ich möchte so gerne hin, aber den Gefühlen und Erwartungen der anderen dort begegnen – nein, ich schaffe es nicht.

Ich weiß nicht mehr, wie oft ich Gemeindegliedern geholfen habe, sogenannte „Weiße Karten" mit ihren Wünschen für ihre Beerdigung auszufüllen, damit die Angehörigen es später leichter mit der Planung der Trauerfeier haben. In den meisten steht, dass ich die Beerdigung halten soll. Und jetzt rufen Angehörige an und hören zu ihrer großen Enttäuschung, dass ich keine Beerdigungen mehr halten kann.

Da ich schon lange vor der endgültigen Diagnose krankgeschrieben war, gab es auch keinen offiziellen Abschied, an dem alle teilnehmen konnten. Es ist gerade so, als ob ich sie im Stich lasse. So gerne würde ich es anders machen, aber das geht nicht. Ich schaffe es nicht mehr, mich mit all diesen Menschen zu treffen und anschließend eine ergreifende Rede zu halten. Das macht mich traurig. Was bin ich gerne unter Menschen gewesen und habe mich mit ihnen unterhalten …

Nach meiner Abschiedsrede sagte einer der Gemeindeältesten: „Das war ja geradeso, als ob Sie auf der Kanzel stehen – dieselbe Kraft in der Stimme. Und in dem, was Sie sagen."

Noch treffe ich öfter Menschen, die es nicht richtig begreifen.

Der Beginn der Alzheimerkrankheit verläuft schleichend. Das macht vielen Menschen Angst: „Was, wenn ich auch krank bin …"

Und von den Älteren hört man öfter: „Man muss dankbar sein, solange man seinen Verstand noch hat."

Ja, dafür muss man wirklich dankbar sein. Wenn ich die Wahl hätte, ich hätte lieber überall Schmerzen, als dass ich nicht mehr richtig denken und formulieren kann. Aber wir haben nicht die Wahl. Auch all die Warum-, Wie- und Darum-Fragen interessieren mich nicht besonders. Es ist, wie es ist, und ob mir jemand erklären kann, warum es so gekommen ist, spielt keine Rolle, es würde mir ja doch nichts helfen. Ich habe Angst, aber bitter bin ich nicht.

Mein Leben hat seine Höhen und seine Tiefen gehabt. Ich habe die schwärzeste Dunkelheit erlebt und das hellste und stärkste Licht. Ich könnte nicht sagen, dass ich etwas versäumt hätte. Oder dass ich das falsche Leben gewählt hätte. Wie allen anderen, tun auch mir manche Dinge leid, die ich gesagt habe, aber ich bereue nicht das, womit ich gearbeitet und wofür ich gelebt habe.

Wenn ich mein Leben heute noch einmal wählen könnte, ich würde es im Großen und Ganzen genauso machen. Und selbst aus den falschen Entscheidungen im Leben kann man ja meistens etwas lernen.

Im Ganzen habe ich schon den Eindruck, dass ich in meinem Leben am richtigen Platz gestanden habe. Und dafür bin ich dankbar.

Ich habe in meinem Leben nie Karriere machen wollen. Die akademische Welt hat mir noch nie zugesagt; da kam ich mir immer wie ein Fremdkörper vor. Ich habe nie verstehen können, wie man theologische Spitzfindigkeiten zu seinem Leben machen kann. Ich habe immer gedacht, dass es genügend andere Probleme in der Welt gibt.

Ich habe auch nie eine Führungsposition angestrebt. Ich war immer der Überzeugung, dass Macht die Menschen zerstört, und so habe ich nie welche gewollt. Ich hatte Angst, dass ich als jemand, der Macht hat, mein Ich verlieren und in die „Ich weiß alles“-Grube fallen würde. Vielleicht war das feige von mir, aber ich bin auch ohne Macht dominierend genug. So, wie es war, war es gut.

Januar 2001

Ein Jahr vom dritten Jahrtausend ist vorbei,
ein verwirrendes Jahr.
Ein Jahr der Müdigkeit und das Schmerzes.
Ein Jahr, in dem alles Selbstverständliche
verschwunden ist …
Ein Jahr, in dem mein Heim auf Erden
nicht länger mein Heim ist.

Die Markuskirche –
dort wohnte Gott,
dort lebte ich.
Dort war ich – Ich.

Wer bin ich jetzt?
Wer bin ich –
ohne Beffchen,
unter der schwarzen Schale?
Wer bin ich jetzt –
jenseits der Worte
und trauten Riten?
Wer bin ich jetzt –
hinter den Rollen,
hinter der Ehefrau und Mutter,
der Tochter und Pastorin?

Bin ich – irgendwo drinnen?
Ich weiß es nicht,
die Gedanken flattern,

stellen sich quer, verschwinden …
Ich kann sie nicht festhalten.
Die Worte streiken –
der große Hohn.
Alles fließt zusammen.
Alles ist Verwirrung –
Leere.
Ein graues Nichts.

Alzheimeralltag

Ein ganz gewöhnlicher Tag

Zeit zum Aufstehen – will nicht, kann nicht.
Morgens ist es am schlimmsten. Die Müdigkeit,
diese elende, lähmende Müdigkeit.
Wie soll ich das schaffen bis zum Abend?
Der Rücken weh, die Beine stumm und steif.
Wie eine Ente mit Rheuma watschele ich ins
Badezimmer.
Ein heißes Bad lindert die Steifheit, aber
nimmt den Schmerz nicht weg.

Tee und Marmeladenbrot. Gut, das schmeckt –
bis der Darm sich meldet. Jeden Vormittag
dieselbe Wanderung zwischen Küche und Klo.
Traue mich nicht aus dem Haus –
noch nicht, erst in ein paar Stunden.
Stunden, durch die ich durch muss.

Nachmittag – etwas besser.
Mache meine Besorgungen, kaufe ein,
besuche eine gute Freundin, gehe spazieren.
Dann schlägt die Müdigkeit wieder zu.
Ich bin es so müde, müde zu sein.
Lege mich auf das Sofa, Heizkissen unter dem
Rücken,
Weizenkissen im Nacken.

entspanne mich, lese, dusele ein,
schlafe, bis das Telefon oder Ulf mich weckt.
Mir ist kalt und schlecht, Kopfschmerzen und
Schwindel.
Es dauert etwas, bis ich wieder ein Mensch bin.

Lege ein paar Puzzleteile, schreibe etwas,
bis die Hüften mich stoppen.
Bereite das Abendessen vor, setze mich mit Ulf
aufs Sofa.
Schön und ruhig.
Kochen tun wir gemeinsam.
So schön, einander gegenüberzusitzen.
Das Essen schmeckt gut.
Einen Augenblick denke ich: Wir haben es gut.
Unterhalten uns ausgiebig, genießen das Essen
und einander.

Gute Freunde rufen an. Das ist gut.
Aber nach einer halben Stunde
bin ich schweißnass vom Reden.
Ich, die früher nie geschwitzt hat,
noch nicht einmal dann, wenn ich sollte,
in Sauna oder Klimakterium.
Mit dem Schweiß fließt auch die Kraft weg.
Kann kaum noch Worte finden. Weiß, was ich
meine,
aber die Worte fliegen weg.
Kann nicht – kann nicht.

Kaffee und Fernsehen. Die Nachrichten schneiden,
aber auch das Geräusch. Der Kopfschmerz
kommt –
erst schleichend, dann schlägt er zu,
wie ein Krampf mitten im Schädel.
Der Schmerz in Hüfte und Rücken wird mehr.
Achseln und Schultern tun weh.
Versuche eine Weile wieder das Puzzle.
Gebe es auf, putze die Zähne, krieche ins Bett und
lese,
jetzt meistens nur noch „Altweiberzeug", wie die
Jungen das nennen.

Wieder ein Tag, wo so vieles, was ich wollte, un-
getan blieb.
Ich will schreiben und zeichnen, will RICHTIGE
Bücher lesen,
Bücher, die lehrreich sind, aber wenn ich mich
nicht konzentrieren kann, nicht mehr lernen
kann …
Traurig und müde,
so elend müde in Körper und Seele.

Versuche, zu beten, zu meditieren, kriege die Ge-
danken
nicht zusammen. Als ob ich Lockenwickler im
Gehirn vergessen habe.
„Gott, erbarme dich, sei bei mir …" Mehr schaffe
ich nicht.
Schlafe schließlich ein. Gott sei Dank für

Schmerz- und Schlaftabletten!
Die Nacht schleicht. Jedes Mal, wenn ich mich auf meine Schlafseite drehe, weckt die Hüfte mich auf.
Es kribbelt in Beinen und Kopf.
Stehe kurz auf. Bin so müde.
Zurück ins Bett. Schlafe – und weiß gleichzeitig, dass ich schlafe.
Ein komisches Gefühl – wie ein wirrer Film, den ich anschaue und nicht verstehe.

Zeit zum Aufstehen – will nicht, kann nicht.

24 Stunden sind vorbei.
Ein ganz gewöhnlicher Tag.

Wenn ich nicht alles aufgeschrieben habe, kann alles Mögliche passieren. Ich brauche meine Listen!

Zum Beispiel so: „Aufstehen“, „Guten Morgen sagen“, „Duschen.“ Und so weiter.

Noch sieht man es mir nicht an, aber wer mich gut kennt, merkt es natürlich. Trotzdem bin ich dankbar, dass ich immer noch zu den Qigongstunden in einer Kirche, in den Ikonenmalkurs und zu Freunden kann. Noch kann ich jeden Tag etwas unternehmen.

Manchmal bin ich richtig wütend. Auf meine Schwächen, auf alles, das nicht so klappt, wie es sollte. Es frustriert mich so, wenn ich Sachen an den unmöglichsten Stellen verlege – und mich nachher nicht mehr erinnern kann.

Aber die Vergesslichkeit ist noch nicht das Schlimmste. Das Schlimmste sind die Probleme mit den Worten. Oder wenn ich den Weg nicht mehr finde. Dann komme ich mir richtig dumm vor.

Als ich das erste Mal ein Gespräch mit einem der Ärzte in Huddinge hatte, fragte die Ärztin Ulf, ob er etwas gemerkt hatte. Ich war natürlich sicher, dass er nichts gemerkt hatte, aber er sagte: „Ja, Agneta ist nicht mehr so lustig wie früher.“

Da begriff ich, dass es Ernst war. Meine schlagfertige Zunge ist nicht mehr da. Sie war mir gleichzeitig Lust und Last. In wie viele Fettnäpfchen bin ich getreten, weil ich mein Mundwerk einschaltete, ohne richtig nachgedacht zu haben. Jetzt ist es umgekehrt: Erst, wenn ich wieder zu Hause bin, kommt es mir, was ich hätte sagen können. Die Fähigkeit, blitzschnell zu antworten, sie ist weg. Oder ich bin in einem Gespräch und weiß, was ich gleich antworten will – und wenn ich den Mund aufmache, ist es wieder weg. Dann kann es mir passieren, dass ich heule vor Wut.

Ich bekomme rasende Kopfschmerzen, wenn ich meine Gedanken nicht ordnen kann. Das ist dann wie ein Kurzschluss im ganzen Organismus, oder wie ein Deckel über dem Kopf.

Das kommt wohl daher, dass ich will, aber nicht mehr kann. Das macht mich so frustriert und wütend. Aber eigentlich nicht viel wütender als früher. Ich war immer eine, die leicht auf Hundertachtzig war und schnell reagierte. Ich bin auch nicht böse auf Gott. Eine Zeit lang habe ich das versucht, aber dann merkte ich, dass das ja eigentlich albern war. Warum sollte ich Gott böse sein? Wie oft habe ich nicht die Leute fest angeschaut und Taube zitiert: „Wer hat gesagt, dass ausgerechnet du auf die Welt gekommen bist, um nur eitel Glück und Sonnenschein zu haben?"

Ich habe große Angst davor gehabt, dass mein Glaube das hier nicht aushalten würde. Ich bin in all den Jahren oft krank gewesen, aber das war anders, ganz anders; das waren ja nur Schmerzen. Ich habe Angst gehabt, verbittert zu werden und mein Gottvertrauen zu verlieren. Ich kann mich nicht mehr zum Beten und Meditieren konzentrieren, aber irgendwie lasse ich mich fallen. Ich habe das Ruder nicht mehr in der Hand. Eigentlich hatte ich das nie, aber früher war es leichter, sich etwas anderes einzubilden. Jetzt weiß ich also Bescheid.

Warum sollte es ausgerechnet mir besser gehen als den anderen? Ich stehe ja genauso im Leben wie sie. Aber es kann mich wütend machen, dass es ausgerechnet meinen Kopf getroffen hat.

Manchmal muss ich daran zurückdenken, wie meine Mutter, als ich noch klein war, wütend wurde, weil ich eine besonders hässliche Ziegenfellmütze nicht aufsetzen wollte. Sie schrie mich an: „Pass auf deinen Kopf auf! Davon, dass du schön aussiehst, kannst du nicht leben!" Jetzt, wo ich nicht mehr von meinem Kopf leben kann, muss ich wohl von der Pension leben.

Ich habe immer ein komisches Gedächtnis gehabt. Ich hatte ein halbes Gehirn, wie der Bär Puh: Mathematik,

Physik oder Chemie habe ich nie begriffen, aber ich brauchte nur ein einziges Mal eine Buchseite zu lesen, und der Text war drinnen in meinem Kopf, wie ein Foto, das ich nur zu betrachten brauchte. In den letzten Jahren ist das schwieriger geworden. Ich erinnere mich, dass ich irgendwo etwas auf der rechten Seite unten gelesen habe, und weiß genau, ob ich die Stelle mit Bleistift oder mit einem roten Kugelschreiber angestrichen habe, aber welches Buch es war und wer das Buch geschrieben hat – keine Ahnung mehr. Und wenn man sein Gedächtnis nicht mehr für seinen Beruf braucht, wird es natürlich auch nicht besser.

Neulich habe ich mich an einem Kreuzworträtsel versucht. *Der erste Marathonsieger – klar, wissen wir doch …* aber ich kam nicht mehr auf den Namen.

Ich kann verrückt werden, wenn ein Name mir auf der Zunge liegt und ich komme nicht mehr darauf … Dinge, die ich immer gewusst habe, sind weg, einfach weg. Es ist furchtbar. Und man kann auch nicht einfach im Lexikon oder Telefonbuch nachschlagen, wenn man noch nicht einmal die ersten Buchstaben mehr weiß, nur noch ein paar Vokale. Oder ein, zwei Verse mitten aus einem Lied.

Manchmal fange ich, wenn ich etwas sagen will, richtig an, und dann verheddere ich mich. Vieles, was mir früher selbstverständlich war, ist nicht mehr da. Bestimmte Gesellschaftsspiele gehen nicht mehr; ich brauche zu lange zum Denken.

Ein Gespräch über das Wetter schaffe ich noch ganz gut, aber wenn ich schreibe, meldet sich meine Krankheit unbarmherzig. Wenn ich eine Ansichtskarte schreiben will, landen erst einmal einige Karten im Papierkorb. Meistens merke ich meine Schreibfehler selbst, wenn ich den Text noch einmal durchlese.

Ich lese immer noch, aber ganz andere Bücher als früher. Und nachher kann ich mich nicht mehr an den Inhalt erinnern. Es ist mir schon oft passiert, dass ich mit Büchern von der Leihbücherei nach Hause kam, die ich erst vor ein paar Wochen gelesen hatte. Ich lese vor dem Ausleihen immer die erste und die letzte Seite, aber erst wenn ich auf Seite zwei oder drei komme, merke ich, dass ich das Buch ja schon gelesen habe.

Auch in der Bibliothek selbst bin ich gut im Vergessen. Dort muss man heutzutage ja alles selbst machen. Man schiebt seinen Benutzerausweis in den Ausleihcomputer, tippt seine Nummer ein und zieht die Bücher an dem Signaturlesegerät vorbei. Und dann geht man mit all den Büchern nach Hause und grübelt: *Wo hab ich nur die Liste mit den Büchern, die ich eben ausgeliehen hab?*

Klar: Ich habe vergessen, den Ausweis wieder aus dem Apparat zu ziehen; die Liste kommt erst, wenn man ihn herauszieht. Ich muss wieder hin und nachfragen, ob sie meinen Leihausweis beiseitegelegt haben. Sie haben mir versprochen, ihn mir nicht jedes Mal, wenn ich ihn vergessen habe, nach Hause zu schicken, denn dann kann es eine Woche dauern, bis ich ihn wieder habe. Im Supermarkt schicken sie einem die Kundenkarte nicht nach Hause; man muss selbst kommen und sie holen, in der Ecke mit dem Zigaretten- und Lottoverkauf.

Ich bin in der Bank gewesen, um mir eine Kreditkarte anzuschaffen. Die Formulare, die ich ausfüllen sollte, waren mir ein Buch mit sieben Siegeln. Als ich erklärte, warum ich das nicht schaffte, haben sie mir geholfen. Als ich dann die Karte bekam, zusammen mit mindestens einem Dutzend anderen Papieren, musste ich wieder in die Bank, um mir helfen zu lassen, die Karte zu aktivieren.

„Ach, guten Tag, Sie waren doch kürzlich hier." Der Bankangestellte hilft mir wieder geduldig.

Es wagen, von seiner Krankheit zu erzählen, wo dies nötig ist, und gleichzeitig daran denken, dass es nicht jeden angeht, wie es einem geht – das verlangt Übung. Manchmal muss man sich halt am Riemen reißen.

Ich habe immer gerne Musik gehört, aber Orchestermusik und Pop geht nicht mehr; es reißt mir im Kopf, ist einfach zu viel. Ein Soloinstrument oder Lieder, das geht noch ganz gut.

Noch kann ich Auto fahren, aber nur Strecken, die ich gut kenne. Mein Alltag wird schwieriger, wenn ich nicht mehr mobil bin. Ich bin jetzt berechtigt, das Behindertentaxi in Anspruch zu nehmen, aber so viele Fahrtgutscheine gibt es nicht, dass ich zu Freunden fahren könnte, die fünf Minuten entfernt wohnen.

Vor Kurzem brachte ein Taxifahrer mich auf die Palme. Er fragte mich, welches die beste Fahrroute war, welche Brücke er nehmen sollte.

Ich antwortete: „Keine Ahnung, das müssen *Sie* wissen." Ich kriege die Straßen nicht mehr zusammen. Ich sah, dass der Fahrer ein Navigationssystem im Auto hatte, aber das schien ihm keine große Hilfe zu sein.

„Ja, wissen Sie nicht, wo Sie hinwollen?“, fragte er.

„Das weiß ich natürlich, aber ich finde den Weg nicht mehr, deswegen fahr’ ich ja mit dem Taxi und hab diese Fahrtgutscheine. Ich habe eine Demenzkrankheit.“ Plötzlich wusste er den Weg.

Zweimal habe ich nach einem Herz-EKG nicht mehr den Weg nach draußen gefunden und bin im Archiv des Krankenhauses gelandet. Jetzt begleitet mich immer eine Schwester. Sie kennen mich wohl wieder. Ich habe auch entdeckt, dass dann, wenn ich mich traue und sage, dass ich krank bin, alle so freundlich werden.

Neulich sprach ich mit jemandem in der Krankengymnastik. Ich brauchte eine Stützbandage für meinen Daumen.

„Ich schreibe mir Ihren Namen auf. Aber ich muss wohl gerade ein bisschen Alzheimer haben – wie hießen Sie noch mal?“

„Sie Glückliche“, erwiderte ich. „Sie haben nur ein bisschen Alzheimer, ich hab’s richtig.“

Es ist gut, wenn man trotz allem lachen kann.

Ich bekomme Schwierigkeiten, wenn ich mit mehreren Menschen gleichzeitig zusammen bin. Vor allem, wenn es Leute sind, die ich nicht so gut kenne und die denken, dass ich wie immer aussehe und wie immer rede. Ich merke es förmlich, wie sie sich fragen: *Warum tut die so krank?*

In den ersten Jahren sind die Unterschiede zwischen „gesund“ und „krank“ so winzig, dass die anderen sie nicht merken. Ich habe mich selbst bei der Hoffnung erwischt, dass die Diagnose vielleicht gar nicht stimmt.

Manchmal dachte ich, wenn ich etwas richtig gut gemacht hatte: *Die Ärzte spinnen, du hast doch gar kein Alzheimer, das kann doch gar nicht sein!*

Aber diese Augenblicke, sie werden seltener.

Vor Kurzem war meine Tochter sehr enttäuscht. Ihr Partner hatte einen runden Geburtstag, und sie wollten gerne, dass Ulf und ich mitfeierten, aber ich schaffe es nicht mehr, mit ihren Freunden, die ich noch nicht kenne, zusammen zu sein. Außerdem läuft bei diesen Feiern im Hintergrund immer Musik, und dann kann ich nicht mehr verstehen, was die Leute sagen. Es ist geradeso, als ob ich hörgeschädigt bin; alle Störungen schlagen voll durch.

Früher konnte ich in der U-Bahn lesen. Oder im Wartezimmer des Zahnarztes meine Predigten schreiben. Ich konnte abschalten. Jetzt höre ich alle Stimmen um mich herum, höre das Klingeln von jedem Mobiltelefon. Es ist komisch. Das ist der Grund, warum ich nicht mehr auf Feste gehen und nicht mehr zu viele Menschen gleichzeitig um mich haben kann. Ich kann essen, ich kann trinken, und ich kann gerne zwei Gäste empfangen, aber mehr geht nicht.

Wenn ich früher mit Menschen zusammen war, war ich aktiv, präsent, meldete mich zu Wort. Jetzt sitze ich still dabei. Für die anderen ist das vielleicht angenehm so, aber für mich ist es schlimm, wenn jemand mich anspricht, und ich weiß nicht, worum es geht. Vieles, an das ich in der Routine des Alltags nicht so viel denke, wird unangenehm deutlich, wenn ich mit Fremden zusammen bin. Wenn ich mir Zeit lassen kann und im kleinen Kreis unter Menschen bin, die von meiner Krankheit wissen und mich trotzdem mögen, fühle ich mich sicher, und es geht oft besser.

Heute bin ich imstande, etwas zu machen, wegen dem ich mich früher in Grund und Boden geschämt hätte: Fertigmahlzeiten einkaufen, wenn ich Gäste habe. Manchmal muss man den Nerv haben, umzudenken. Das Wichtigste ist doch nicht, dass das, was meine Gäste auf dem Teller haben, von mir selbst ist, sondern dass es ihnen schmeckt. Es ist gut und notwendig, dass ich das einsehe. Ich muss mit meinen Kräften haushalten.

Ein Netzwerk von guten Freunden, die zu einem stehen, ist unerhört wichtig. Als Gesunder kann man sich das gar nicht vorstellen. Ich hatte immer gedacht, dass ich stark bin und alles selbst schaffe, aber auf einmal ist das anders geworden. Vor allem brauche ich Menschen, bei denen ich mich aussprechen und ausheulen kann. Es ist schlimm genug, wenn nachts die große Angst kommt und ich eigentlich jemanden bräuchte, aber niemand anrufen will. In einer solchen Situation einen Wildfremden anrufen, das würde ich nie schaffen. Ich brauche Menschen, denen ich nicht erst alles von vorne erzählen muss.

Das Gefühl, dass da jemand ist, der sich um einen kümmert und wie selbstverständlich für einen da ist, es ist durch nichts zu ersetzen. Nein, nicht jemand, der halt seine Zeit für mich opfert, sondern jemand, der umgekehrt auch auf *mich* zählt und seine eigenen Probleme hinauslässt, sodass es ein Austausch wird, ein Gespräch, von dem beide etwas haben. Es stärkt das Selbstbewusstsein, dass da ein Mensch ist, der davon ausgeht, dass ich ihm etwas geben und ihm zuhören kann. Jemand, für den ich wichtig bin. Das kann eine wunderbare Gemeinschaft sein, in der man schwach sein und es trotzdem schön miteinander haben kann.

Meine Freunde stehen echt zu mir. Bei ihnen kann ich beides sein: schwach und stark. Man braucht Menschen, die das sehen, was noch gesund ist.

Ich glaube auch, es ist gut, wenn man versucht, neue Bekanntschaften aufzubauen, unter die Menschen zu gehen, selbst dann, wenn es nicht zu tiefschürfenden Gesprächen kommt. Andere Tapeten sehen, „Guten Tag, wie geht's?“ hören, es ist einfach wichtig.

Man muss nicht immer viel über den anderen wissen. Es geht mehr darum, das, was noch gesund ist, zu bestätigen und auszuleben. Es ist wichtig, dass man Möglichkeiten dazu hat, solange es noch geht.

Schwieriger wird es da manchmal mit den Menschen, die einem am nächsten stehen. Ich sehe doch, wie schwer das ist für Ulf und für meine Tochter, und wenn wir uns noch so gut verstehen und einander helfen können. Noch schlimmer ist es für meine Mutter, die 94 ist und nicht recht begreifen kann oder will, dass ich nicht mehr alles kann und nicht mehr die Tochter bin, die alles mit links schafft.

Meine Befürchtungen, dass meine Freunde sich von mir zurückziehen würden, haben sich gottlob nicht erfüllt. Die meisten kümmern sich rührend um mich. Auch die Ärzte und Krankenschwestern! Ich habe keinen Grund, irgendwelche Klagelieder anzustimmen. Die Hilfe, die möglich ist, habe ich bekommen. Aber kein Arzt, ja überhaupt kein Mensch, kann die Wirklichkeit verändern. So ist das halt im Leben; so nah zusammen man auch leben mag, es gibt Türen, durch die muss man alleine gehen. Man kann einem anderen Menschen zur Seite stehen, man kann mitgehen – mehr geht nicht. Aber das ist auch genug. Den letzten Schritt kann man nie zusammen tun, den muss jeder selbst machen.

Mit das Schlimmste, was man einem Menschen sagen kann, ist: „Ich weiß *genau*, wie dir zumute ist." Dieser Satz ist eine Art seelische Vergewaltigung, denn wir wissen doch nie, wie ein anderer Mensch sich fühlt oder wie es ihm gerade geht. Wir können ihm sagen, dass wir mit ihm mitfühlen, dass wir verstehen, dass es ihm dreckig geht – aber *wissen*, wie er sich fühlt, das ist etwas ganz anderes.

Manchmal ruft mich jemand an, der es selbst nicht einfach hat und sich einmal aussprechen muss. Mitten im Gespräch sagt er dann vielleicht: „Ach, lass, entschuldige! Jetzt komme ich auch noch und mute dir meine Probleme zu …"

Ich antworte dann: „Nein, mach nur weiter, das tut mir gut, wenn ich einen Augenblick so tun kann, als ob ich noch die Alte bin."

Solch ein Gespräch macht mein Gehirn wieder für eine Zeit lang fit. Aber das Gedächtnis, das ist nicht mehr wie früher, und besonders schlimm ist es, wenn es kein persönliches, sondern ein Telefongespräch ist. Mein akustisches Gedächtnis ist nicht so gut wie mein visuelles. Wenn der andere mir gegenübersitzt, funktioniert meine Erinnerung viel besser. Auch das war früher anders.

Sie strengen mich an, die Telefongespräche, dass ich richtig ins Schwitzen komme. Am Telefon muss man sich so konzentrieren. Das fing schon an, bevor ich krankgeschrieben wurde. Das Telefon klingelte, und ich wurde schier verrückt. Mein Kopf fühlte sich an, als ob er platzen wollte, als ob er zu voll war und nichts mehr hineinpasste. Ja, das Leben ist anders geworden.

Es ist ein Stück Trauerarbeit, ein langes Berufsleben abzuschließen. Es ist Trauerarbeit, einsehen zu müssen, dass alles nicht mehr so ist wie früher und dass es auch nicht mehr besser werden wird. In dieser Trauer steckt ein Kern aus Wut – aber gegen wen soll man die Wut eigentlich richten? Sicher, ich kann eine Weile wütend auf Gott sein, wenn mir danach zumute ist, aber andererseits gibt es gar nicht so viel, über das ich mich beklagen könnte. Mitten in meinem Elend habe ich es gut. Ich habe viele Menschen, und es ist eine große Hilfe, über alles reden zu können. Und das geschriebene Wort (selbst wenn ich es nicht selbst geschrieben habe) ist noch besser; es macht sich gleichsam selbstständig, tritt ein Stück aus meinem Körper und meiner Seele heraus. Es hilft mir, durchzukommen und meinen Kopf klarer zu bekommen.

Es ist Schwerarbeit für mich, über meine Krankheit und das Leben mit ihr zu reden. Anschließend bin ich fix und fertig, aber es muss sein. Die Wenigsten schaffen es, mir längere Zeit zuzuhören. Ulf schafft ziemlich viel, aber ich kann ihm nicht pausenlos mit dem Thema kommen, da würden wir beide verrückt werden, das würde unsere Ehe nicht schaffen. Wir wissen beide, wie es ist, aber was bringt es, wenn wir pausenlos jammern? Gerade zu Hause ist die Versuchung natürlich groß, ständig über meine Krankheit zu reden, aber inzwischen versuchen wir, das Thema nicht gerade bei jeder Mahlzeit anzusprechen. Wir möchten das, was gut ist, nicht kaputt machen.

Es ist ein Vorteil, dass Ulf schon im Ruhestand war, als ich krank wurde. Er ist es gewöhnt, zu Hause zu sein, und wir beide sind es gewöhnt, gleichzeitig daheim zu sein. Wir essen zusammen zu Mittag und haben einander. Ich erzähle Ulf nicht alles, was zum Beispiel beim letzten Arztbesuch schwer war, aber es ist schön, dass er da ist. Es ist ein Stück Geborgenheit, nicht in eine leere Wohnung zurückkommen zu müssen. Auch wenn wir jeder etwas anderes machen, bin ich doch nie allein. Wenn ich ausgehe, wartet jemand auf mich, wenn ich wiederkomme. Das ist gut, das weiß ich heute sehr zu schätzen.

Früher machte es mir nichts aus, allein zu sein. Ich sagte immer: Wenn man nicht allein leben kann, kann man auch nicht mit jemandem zusammenleben. Heute weiß ich nicht mehr, ob ich noch allein leben könnte. Dass ich überhaupt schlafen kann, liegt daran, dass wir zusammen schlafen und Körperkontakt haben. Ohne es zu wissen, hilft Ulf mir sehr, mit der Angst vor der Nacht fertig zu werden. In meinem Zustand allein leben – ich weiß nicht, ob ich das schaffen würde. Man stelle sich vor, die einzigen Ausflüge, die ich machen würde, wären die zum Arzt ...!

Früher genoss ich das Alleinsein – das machen, was ich wollte, essen, wann ich wollte, schreiben, wann ich wollte. Jetzt ist das plötzlich gar nicht mehr schön. Es macht mir Angst, dass ich nicht mehr allein sein will.

Die Medikamente beeinflussen auch meinen Alltag. Die Anti-Alzheimer-Mittel radieren das Gefühlsleben aus. Wer sich auskennt, wird sagen, dass das Antidepressivum Cipramil® solche Nebenwirkungen hat. Aber ich bekam Antidepressiva schon lange, bevor ich die Alzheimermedizin bekam. In der geriatrischen Klinik stellten die Ärzte fest, dass ich Serotoninmangel im Gehirn hatte, und stellten mich sofort auf Cipramil® ein, um meinen Schlaf und den Serotoninspiegel zu verbessern. Damals konnte ich mich immer noch freuen und traurig sein. Und sexuelle Lust verspüren. Ich hatte normale Gefühlsschwankungen. Seit ich mit der Alzheimermedizin angefangen habe, ist das nicht mehr so. Ich bin immer sinnenfroh gewesen und habe ein großes Bedürfnis gehabt, mit einem anderen Menschen zusammenzuleben, und jetzt ist das Sexuelle wie weg. Es ist ein unwirkliches Gefühl.

Ich habe viel darüber nachgegrübelt, ob es sich überhaupt lohnt, die Alzheimermedizin zu nehmen. Eigentlich nehme ich sie nur, weil meine Mutter noch lebt und ich noch etwas am Leben meiner Tochter teilhaben möchte.

Ich glaube nicht, dass ich sie für mich selbst nehme. Vielleicht ist das ein Verdrängungsspiel, aber ich habe nicht den Eindruck, dass die Medizin diese Gefühlsabstumpfung wert ist. Aber andererseits weiß ich natürlich nicht, wie es wäre, wenn ich sie nicht nähme. Vielleicht hätte ich mich in einer anderen Lebenssituation anders verhalten. Es ist klar, dass ich die Therapie jederzeit abbrechen kann, aber vorerst nehme ich die Mittel weiter. Ich verlasse mich auf meinen Arzt, und zusammen mit ihm kann ich die Wirkung der Medikamente beurteilen.

Ich habe immer gut über das *Carpe diem* predigen können: „Ergreife den Tag, lebe bewusst!"

Selbst danach zu leben, ist mir schwergefallen, aber jetzt ist es eine Realität geworden. Eine notwendige Realität. Ulf ist nicht mehr jung, und ich bin nicht mehr gesund, und wir können nicht davon ausgehen, dass unser Leben ewig so weitergehen wird. Wir dürfen uns nicht einbilden, dass wir nie ambulante Pflege benötigen und schon selbst zurechtkommen werden. Die Wirklichkeit zieht uns Grenzen, und ich habe angefangen, diese Grenzen zu sehen und mein Denken zu ändern. Wir haben keine Wahl.

Meine Mutter feierte gerne. Sie sagte immer: „Der Mensch muss essen und trinken, so lange er kann, die Schnabeltasse im Altenheim kommt noch früh genug."

So bin ich aufgewachsen, und heute glaube ich, dass meine Mutter recht hatte. Iss und trink, ein Pflegefall wirst du immer noch. Ich will das Leben, das meines ist, solange leben, wie ich kann. Aber andererseits will ich auch nicht *zu* lange in meinem alten Zuhause bleiben; ich will nicht, dass die anderen tuscheln: „Ah, da kommt Agneta. Ob sie wohl noch den Herd ausschalten kann? Ob sie noch …"

Da möchte ich lieber wo sein, wo jemand anderes die Lage unter Kontrolle hat. Gleichzeitig weiß ich natürlich, dass der Auszug aus der vertrauten Umgebung zu großen Orientierungsproblemen führen kann. Was natürlich bedeutet, dass man besser rechtzeitig umzieht. Aber daran scheint niemand zu denken; wirklich aus seiner Wohnung heraus kann man erst, wenn es einem echt dreckig geht.

Und alles kann man nicht bestimmen. Selbst dann, wenn man weiß, dass man rechtzeitig alles regeln sollte, gibt es doch Grenzen für das, was man im Voraus tun kann. Das ist schwer. Dass man nicht selbst die Kontrolle hat. Man braucht einen anderen Menschen, auf den man sich verlassen kann. Wenn man die Wahl hat, ist es eine Gabe, zu Hause wohnen bleiben zu können, aber ich will nicht zu lange wohnen bleiben. Es ist echt schön, zu Hause in den eigenen vier Wänden zu sein. Aber wie wird es weitergehen? Je weiter die Krankheit fortschreitet, um so schwerer wird es, mit Veränderungen fertig zu werden.

Ich habe angefangen, Schlussstriche zu ziehen, Stückchen für Stückchen. Ich verschenke Bücher. Ich werfe Papiere fort. Ich versuche, so viel zu tun, wie ich kann, solange ich noch weiß, was ich will.

Und doch bin ich nicht mehr diejenige, die alles selbst bestimmen kann. Ich komme mir wie ein König vor, der abgesetzt oder gefangen ist. Stück für Stück verliere ich meine Macht. Im Grunde ist das ja bei allen Menschen so, auch wenn man das am liebsten nicht sehen will. Kein normaler Mensch kann sich einbilden, dass er mit fünfzig noch genauso ist wie mit zwanzig. Es wäre auch schlimm, wenn es anders wäre; zum einen müssen wir ja irgendwann reifer und erfahrener werden, und zum anderen bringt es nichts, die Runzeln und Falten zu überdecken. Das Alter, das man hat, und das Leben, das man gelebt hat, soll man auch zeigen, denn es hat einen geprägt. Alles ist im Fluss, alles verändert sich.

Wenn ich höre, wie jemand sagt: „Ich fühle mich aber immer noch genauso wie mit fünfundzwanzig", frage ich mich, wie diese Person sich wohl fühlte, als sie fünfundzwanzig war.

Ich glaube das einfach nicht.

Manchmal fühle ich mich wie eine dieser russischen Puppen, die ineinander geschachtelt sind. Vielleicht trägt man alle Lebensalter mit sich herum. Ganz innen drin sitzt ein Kleinkind, und dann kommen die ganzen anderen Altersstufen und Lebensabschnitte. Alles ist mit drin in einem Menschenleben, und noch kann ich mich an eine ganze Menge erinnern. Es kann sogar leichter sein, an das zurückzudenken, was tief in der Vergangenheit liegt. Ich erinnere mich auch an vieles, was später passiert ist, aber es fällt mir schwerer, die Jahre auseinanderzuhalten. Man darf sich nicht einbilden, dass man nicht älter wird, aber *wie* wir unser Laub verlieren, das kann ganz unterschiedlich aussehen.

Wir können uns das nicht selbst aussuchen.

Das ganze Leben ist von Grund auf anders geworden. Nein, ich denke nicht jeden Tag daran; das würde ich nicht aushalten. Aber natürlich denke ich zum Beispiel:

Das war jetzt das letzte Weihnachtsfest, wo ich selbst alles arrangiert habe. Und wenn ich demnächst nach England reise, dann weiß ich, dass das vielleicht das letzte Mal ist, wo ich ins Ausland kann.

Wenn Ulf und ich früher zusammen verreisten, war ich die Reisemanagerin; ich kümmerte mich um die Fahrkarten, die Sprachprobleme, alles. Das schaffe ich heute nicht mehr. Und die Studienreisen, die wir so gerne gemacht haben, ich würde sie nicht mehr aushalten. Nach zwei Tagen schon wieder in den Bus steigen, das nächste Hotel, das nächste Museum, das Stimmengewirr der Reisegruppe bei den Mahlzeiten – nein, es würde nicht mehr gehen. Immer wieder denken müssen *War das jetzt das letzte Mal …*, ist nicht einfach.

Wie wir reagieren – Scham und andere Gefühle

Fast noch schlimmer, als die Diagnose „Alzheimer" entgegenzunehmen, ist es, sie anderen zu sagen. Es ist eine – ja, „unanständige" Diagnose. Vielleicht hängt das damit zusammen, dass man bei dem Wort „Alzheimer" gerne gleich an „von der Rolle" denkt. Man sieht das Schlussstadium der Krankheit vor dem inneren Auge, wenn der Patient hilflos im Pflegeheim liegt, und denkt: „Darf die überhaupt noch frei herumlaufen?"

Andere Menschen verlegen sich auf das Verdrängen. Wer noch weiß, wie er heißt und wie seine Telefonnummer lautet, kann doch nicht Alzheimer haben ... Ich erlebe es immer wieder, wie die Menschen auf Abstand gehen.

Aber nicht jeder erklärt mich für unzurechnungsfähig. So gefährlich ist es auch wieder nicht. Wir müssen selbst sagen, dass wir krank sind; das kann uns kein anderer abnehmen. Der Vorteil des frühen Alzheimerstadiums ist, dass man noch selbst sagen kann, dass es eine Zeit gab, in der man voll funktionstüchtig und klar im Kopf war.

Wo es bei den Mitmenschen an Respekt fehlt, kann das daran liegen, dass sie einen für kranker halten, als man ist. Als ich meine Diagnose bekommen hatte und offen darüber sprach, verschwanden etliche Menschen aus meinem Bekanntenkreis. Der Satz „Ich habe Alzheimer" lässt bei manchen den Rollladen heruntergehen. Man zählt nicht mehr bei den anderen. Oder sie glauben einem auch nicht: „Du und Alzheimer? Komm, das gibt's doch nicht!" Wer senil ist, ist doch über achtzig, sitzt im Rollstuhl und glaubt, dass zu Weihnachten der Osterhase kommt …

Bei anderen lautet die erste Frage: „Dann darfst du sicher nicht mehr Auto fahren?"

Wenn es Menschen gibt, die strikt überwacht werden, dann wir Demenzkranken. Den Führerschein behalten? Nur, wenn wir den und den Idiotentest bestehen … Viele Gesunde scheinen sich einzubilden, dass man fünf Minuten nach der Diagnose jenseits von Gut und Böse ist, aber dem ist nicht so. Der Zustand des Alzheimerkranken verschlechtert sich ziemlich langsam. Zurzeit ist es noch so, dass ich so tun kann, als ob nur ich selbst merke, wie es mit mir abwärtsgeht. Aber ich weiß natürlich, dass ich den Menschen, die mir nahestehen und mich seit Langem kennen, nichts vormachen kann. Und wenn ich noch versuchen würde, meinem Beruf nachzugehen, wären meine Defizite noch deutlicher.

Die meisten meiner Freunde sind sechzig bis siebzig Jahre alt, und viele klagen über Probleme mit dem Gedächtnis. Klar, dass sie es alle mit der Angst zu tun bekommen, wenn jemand, der im gleichen Alter ist, Alzheimer kriegt. Manche sagen mir ganz offen: „Also, *ich* würde so eine Untersuchung gar nicht machen lassen, ich würde das nicht wissen wollen."

Ja, manche wollen es am liebsten nicht wissen. Aber wenn man erst einmal richtig krank ist, will man es vielleicht doch wissen. „Das will ich gar nicht wissen“ – der Satz sagt sich leicht, solange man noch gesund ist und keine ernsteren Symptome hat.

Als ich kürzlich meine Weihnachtspost verschickte, schrieb ich vielen meiner Freunde von meiner Diagnose. Von den meisten habe ich seitdem nichts mehr gehört. Das ist ein komisches Gefühl. Sie müssen ja wohl gesehen haben, dass es wirklich meine Handschrift war. Aber vielleicht ist es das Übliche – die Leute sind verunsichert und wissen nicht so recht, wie sie reagieren und was sie sagen sollen.

Die Menschen, die mir echt nahestehen, haben Angst, das merke ich. Aber sie haben auch Fragen: „Was kann ich für dich tun?“

Wenn jemand so fragt, kann ich ihm über meine Krankheit berichten. Aber makaber ist es schon, besonders für die, die wollen, dass ich so bin wie immer, und die glauben, dass ich nach wie vor die Gescheite bin. Und in manchen Dingen kann ich immer noch recht gescheit sein, auch wenn ich meine Worte nicht mehr so gut hintereinanderbekomme. Aber ich bin viel schneller müde als früher. Es kostet mich viel mehr Kraft, zuzuhören, zu reden und zu schreiben, und ich würde doch so gerne mehr zuhören, reden und schreiben.

Es ist nach wie vor so, dass viele Patienten, die zum ersten Mal in eine geriatrische Klinik kommen, bereits sehr krank sind. Wenn sie durch die Tür kommen, sind die anderen gleich im Bilde. Aber allmählich wird dies anders;

heute gibt es immer mehr Menschen, die äußerlich völlig normal aussehen, aber bereits die Diagnose haben. Viele erschreckt das, aber ich glaube, dass wir Demenzkranken nichts zu verlieren haben, wenn wir offen sind; wir verlieren eher dadurch, dass wir uns verstecken.

Wenn der Tag kommt, wo ich nichts mehr offen sagen und unter die Menschen gehen sollte, weil ich das Stadium erreicht habe, wo ich mich zum Beispiel nicht mehr waschen will, hoffe ich, dass jemand anderes mich stoppt. Im Morgenrock zum Bäcker gehen, das mag vielleicht noch angehen, aber im Unterhemd – besser nicht. Manchmal denke ich knallhart: „Wenn ich Glück habe, sterbe ich rechtzeitig." Fromme Wünsche …

In mir ist ein Schamgefühl, mit dem ich zurechtkommen muss. Ich stufe mich selbst ein. Es ist Schwerarbeit, mir selbst einzugestehen, dass ich krank bin. Ich muss meine eigenen Vorurteile niederkämpfen, um zu meiner Krankheit zu stehen, um zu sagen, dass ich Alzheimer habe. Einerseits ist es immer wieder ein Risiko, nicht zu wissen, wie mein Gegenüber reagieren wird, andererseits stelle ich mich mit meinen Worten außerhalb der Gemeinschaft der Gesunden.

Gesund sein muss der Mensch. Und seine Pflicht tun. Ich bin immer ein Pflichtmensch gewesen: Du sollst, du kannst, streng dich an, dann schaffst du es auch, das geht schon, wenn du dir Mühe gibst, der Dienst trägt seinen Lohn in sich …

Manchmal schäme ich mich richtig, dass ich so krank bin. Wäre die Scham weniger, wenn es eine andere

Krankheit wäre? Vielleicht schon. Wir Demenzkranken sind nun einmal oft die „Verrückten", unsere Krankheit hat ein normaler Mensch nicht. Und dann natürlich die vielen lustigen Geschichte über senile alte Leute ...

Als ich noch zu den „Normalen" gezählt wurde, hörte ich sie auch. Zum Beispiel so: „Stell dir vor, was meine Schwiegermutter kürzlich gebracht hat! Hat das Essen, das sie uns auftischen wollte, statt in den Kühlschrank in den Kleiderschrank getan."

Ich habe selbst diverse solcher Geschichten zum Besten gegeben – über den Opa, der nicht mehr den Weg vom Stadtpark nach Hause fand oder die Oma, die in den Spiegel schaute und ihre Schwester sah. Aber ich hoffe, dass ich mich nie abfällig oder verächtlich ausgedrückt habe. Die Symptome, die mit dem Gehirn zu tun haben, sind erschreckend. Und oft macht man ja gerade über solche Dinge Witze, vor denen man Angst hat.

Wie fühle ich mich gegenüber den Menschen, die mir am nächsten stehen? Halb schäme ich mich, halb komme ich mir wie eine Verräterin vor. Ich habe immer geglaubt, dass ich meinen 21 Jahre älteren Mann und meine noch viel ältere Mutter, die nach wie vor klar im Kopf ist, überleben würde. Aber jetzt zählt der Altersunterschied auf einmal nicht mehr.

Ich bin auch traurig für meine Tochter. Wenn sie Kinder bekommt, werde ich nicht die Großmutter sein können, die ich vielleicht hätte sein können, wenn ich nur im Körper, aber nicht im Kopf krank geworden wäre. Kinder lernen es schnell, wo es der Oma wehtut und dass sie deswegen zum Beispiel bestimmte Spiele nicht mitmachen kann, aber wenn man selbst nicht mehr weiß, was man sagt, das verstehen sie nicht, das verunsichert sie. Der Gedanke daran kann mich traurig machen. Es ist nicht so sehr Scham, sondern das Gefühl, die anderen zu verraten. Ich weiß nicht recht, wie ich es erklären soll.

Ich habe auch das Gefühl, dass ich in gewisser Weise die Menschen im Stich lasse, die sich so auf mich verlassen haben, als ich noch meinen Beruf hatte. Als Pastorin bin ich oft die Starke gewesen, ganz echt, ohne den anderen etwas vorzumachen. Ich konnte anderen Menschen eine Stütze sein – und jetzt bin ich das plötzlich nicht mehr. Gut, in gewissen Situationen kann ich es immer noch sein, aber ich weiß, es kommt die Zeit, wo ich niemandem mehr eine Stütze, sondern allen eine Last sein werde. Und da schäme ich mich, komme mir wie eine Deserteurin vor. Oder wie eine, die sich halt nicht genügend anstrengt.

„Gegen normale Vergesslichkeit kann man nichts machen, aber für Alzheimer gibt es Medikamente." Mit diesem Satz wurde kürzlich im Fernsehen für Alzheimermedizin geworben.

Schön, es gibt Alzheimermedikamente, aber sie verändern das ganze Ich des Patienten. Zum Teil fühle ich mich immer noch wie Agneta, aber die Nebenwirkungen sind beträchtlich. Und die Ärzte, mit denen ich gesprochen habe, sagen alle: „Es gibt keine Medizin, die Ihre Krankheit stoppen könnte; sie kann nur ihren weiteren Verlauf verlangsamen."

Alle Bücher über Demenzkrankheiten, die ich ausfindig machen konnte, habe ich mir angesehen. In diesen Büchern ist auch die Medizin aufgelistet, die ich nehme, und da steht also: „Schiebt die Pflegebedürftigkeit um ein bis zwei Jahre auf." Der den Hang hinuntersausende Schlitten wird etwas abgebremst – mehr nicht. Es gibt bis jetzt kein Mittel, das die Alzheimerkrankheit stoppen könnte; sie wird höchstens verlängert, und der einzige Trost ist, dass das Elend nicht mehr verlängert wird, sobald man im Pflegeheim gelandet ist. Die ersten paar Wochen im Heim bekommt der Patient seine Alzheimermedizin noch, dann wird sie abgesetzt, unter anderem aus finanziellen Gründen. Teure Mittel bekommt man – jedenfalls in Schweden – nur, solange man noch zu Hause wohnt.

Alzheimerkranke haben oft Serotoninmangel, wie bei einer Depression. Sie bekommen daher oft Antidepressiva verschrieben. Auch Blutfettsenker können bei Alzheimer etwas helfen. Doch auch diese Mittel sind teuer und werden im Pflegeheim bald abgesetzt, worauf es natürlich noch schneller bergab geht.

Noch bestehe ich die Gedächtnistests, aber ich merke, wie mein Gedächtnis rasch immer schlechter wird, trotz der Medizin. Diese Alzheimermedizin-Werbung, sie war denkbar schlecht. Was da behauptet wird, stimmt einfach nicht. Man wird nicht gesund, und man merkt deutlich, wie es einem immer schlechter geht.

Jede Zeit hat ihre Lieblingsdiagnose, und heutzutage ist es schick, Gedächtnisstörungen zu haben – so verstanden ich und viele andere ein Rundschreiben der Arzneimittelbehörde Süd in Stockholm, über das in der Tageszeitung *Dagens Nyheter* berichtet wurde. Die Diagnose „Gedächtnisstörungen“, so hieß es dort, war also gerade modern, und die Ärzte wurden aufgefordert, nicht so viele teure Antidemenzmedikamente zu verschreiben; die vergesslichen Patienten sollten lieber hin und wieder ein Gläschen Wein trinken und Gesellschaftsspiele machen, das bringe mehr.

Ich ging in die Apotheke und fragte, ob ich das Rundschreiben haben konnte, um es selbst zu lesen. „Gerne“, sagte die Verkäuferin, „ich mache Ihnen eben eine Kopie.“ Sprach's und verschwand in den hinteren Räumen. Nach einer guten Viertelstunde kam sie zurück und eröffnete mir: „Das geht leider doch nicht, das Schreiben ist an den Chef adressiert.“

Auch in der Klinikambulanz konnte ich das Rundschreiben nicht einsehen; es war ausdrücklich nur an die Ärzte adressiert, hieß es dort. Ich rief also die Journalistin an, die den Artikel in der Zeitung geschrieben hatte; die musste den Text ja wohl haben.

„Schicken kann ich Ihnen den leider nicht, aber holen Sie sich ihn doch einfach aus dem Internet.“

„Ich habe aber keinen Computer.“

„Gehen Sie in die Bibliothek, die haben Computer.“

„Das kann ich nicht, mit dem Computer komme ich nicht zurecht. Ich habe Alzheimer; deswegen frage ich Sie ja.“

Es half alles nichts, ich bekam den Text nicht.

In meiner Verzweiflung rief ich den Fernsehsender

ABC an und konnte auch mit einer Redakteurin sprechen. Die klärte mich auf: „Das mit der Bibliothek hätte Ihnen gar nichts gebracht; die haben das Rundschreiben schon zurückgezogen, es steht auch nicht mehr im Internet."

Wir unterhielten uns weiter, und ich erzählte, wer mein Arzt ist. Darauf sagte die Redakteurin: „Ich werde ihn von Ihnen grüßen. Mit dem werden wir demnächst ein Interview machen und ihn fragen, was er von dieser Verlautbarung hält, wegen der Sie anrufen."

Sie sagte ihm tatsächlich, dass einer seiner Patienten den Sender angerufen hatte. Seine Antwort: „Das kann ich gut verstehen."

Als ich das nächste Mal bei ihm war, sagte er mir: „Tun Sie etwas, solange es noch geht."

Er hat mich immer respektvoll behandelt.

Die Sache hat mich richtig aufgewühlt. Wie kann man behaupten, dass Gedächtniskrankheiten ein Modephänomen sind? Dass es „modern" ist, alles zu vergessen, macht es doch wohl nicht lustiger! Eine solche Von-oben-herab-Einstellung finde ich kränkend; sie zeugt von einem Misstrauen, das mich verletzt. Es will mir nicht in den Kopf, dass jemand sich eine Krankheit „aussucht", weil sie gerade modern ist.

Ich glaube, dass die ganze Gedächtnisstörungs-Problematik noch zunehmen wird, denn viele Menschen sind davon betroffen, ohne eine Demenzkrankheit zu haben; Gedächtnisstörungen hängen auch mit solchen Dingen wie Stress, Ausgebranntsein, Fibrositis und sicher noch vielem anderen zusammen. Aber wer „nur" Gedächtnisstörungen hat, bekommt keine Antidemenzmedikamente.

Und wirklich heilen tun diese Mittel ja, wie gesagt, sowieso nicht. Wenn es wirklich stimmt, dass sie sinnlos verschrieben werden, frage ich mich, was an dieser Erkenntnis so neu sein soll. Aber andererseits: Alle vierzehn Tage ein neues 1000-Teile-Puzzle und eine Kiste Wein auf Rezept, da wäre ich nicht dagegen!

Manche fragen sich, was es bringen soll, Demenzkrankheiten immer früher und zum Teil schon bei recht jungen Menschen zu diagnostizieren. Eine zeitige Diagnose macht ja die Zeit, die der Patient mit dem Wissen um seine schwere Krankheit leben muss, nur länger …

Aber wenn man den größtmöglichen Nutzen von den Alzheimermedikamenten haben will, muss man natürlich so früh wie möglich mit ihrer Einnahme beginnen. Und man kann ja wohl schlecht Medizin schlucken, ohne zu wissen, wofür.

Und wer sich auf Untersuchungen einlässt, weiß natürlich auch, *was* da untersucht werden soll. Viele von uns sogenannten „jungen" Alzheimerpatienten kommen aus eigener Initiative. Viele suchen Hilfe, weil sie ihren Berufsalltag nicht mehr schaffen. Sie sind nicht mehr schnell genug und kommen mit Veränderungen, etwa dem neuen Computerprogramm, nicht zurecht. Aber in eine geriatrische Klinik kommt man nicht einfach so, sondern nur, wenn man bereits bestimmte Untersuchungen hinter sich hat. Etwas Neues lernen ist für jemanden mit Alzheimer wahnsinnig schwer, und so macht sich die Krankheit heute oft schon früh bemerkbar. Mit dieser Sache müssen wir umgehen; da reicht es nicht, einfach zu sagen, dass es besser ist, keine Diagnose zu haben.

Es ist *nicht* einfacher, „es“ nicht zu wissen – weder für den Kranken selbst noch für die Angehörigen. Es ist *nicht* leichter, dauernd darüber zu grübeln, warum die Ehefrau in der letzten Zeit so komisch geworden ist und nicht mehr weiß, was man ihr vor fünf Minuten gesagt hat. Für mich war die schwerste Zeit die, als ich meine Diagnose noch nicht wusste. Was ich nicht wusste, konnte ich auch nicht verarbeiten. Und die Gedanken, Fragen und Grübeleien hatte ich schon vor der Diagnose: *Bin ich einfach ein bisschen blöd oder bin ich geisteskrank? Ist es unrealistisch, wenn ich erwarte, mit fünfzig das gleiche Gedächtnis zu haben wie mit dreißig? Was ist bloß los mit mir?*

Ich glaube, es ist nie eine Lösung, wenn man es einem Menschen nicht sagt, was für eine Krankheit er hat. Sofern man nicht schon extrem geschwächt ist, merkt man es sehr wohl, ob man an Körper, Geist oder Seele gesund oder krank ist. Es kann nicht sein, dass die Ärzte darüber entscheiden, wer erfahren darf, welche Krankheit er hat. Sicher ist es eine Not, mit dem Wissen um seine Krankheit zu leben, aber es kann einen genauso mitnehmen, im Ungewissen zu sein. Die Jahre vor meiner Diagnose, als ich wusste, dass etwas nicht stimmte mit mir, aber noch nicht, was das war, waren auf ihre Art auch schwer. Ich merkte doch genau, dass ich nicht mehr derselbe Mensch war wie früher. So etwas lässt sich nicht wegreden, und tapfer so tun, als ob, macht einen nicht froher.

Man liest viel über die Fortschritte in der Forschung, aber ich fürchte, wir, die wir bereits unsere Alzheimerdiagnose haben, werden die Früchte der Forschung nicht mehr genießen können.

Vor Kurzem war ich auf einem von der schwedischen Alzheimervereinigung arrangierten Treffen für „junge" Alzheimerkranke. Außer mir gab es nur noch einen Kranken, der von keinem Angehörigen begleitet war. Ein Arzt und verschiedene Personen aus Pharmaindustrie und Forschung hielten ihre Vorträge. Ein paar Tage danach musste ich denken: *Was für ein Zynismus!*

Die einzige Wortmeldung von einem der richtig Kranken war von einem Mann gekommen, der fragte: „Kann man da mitmachen und die Sachen ausprobieren?"

Die Antwort: „Das ist frühestens in zehn Jahren aktuell."

Mir kam das vor wie ein Tritt in den Hintern. Was sollte dann dieser ganze Informationsabend? In zehn Jahren wären die meisten von uns tot; wir brauchten *jetzt* Hilfe!

„Wenn man sich Sorgen macht, dass man so vergesslich ist, hat man bestimmt kein Alzheimer", versicherte der Arzt auf dem Fernsehbildschirm. Und die Moderatorin beeilte sich hinzuzufügen: „Ja, so sehe ich das schon lange. Alzheimer ist wirklich die große Angehörigen-Krankheit."

Ich wollte rasend werden, als ich das hörte. Heute wird Alzheimer bei immer mehr Menschen bereits in einem frühen Stadium entdeckt. Wir bekommen unsere Diagnose zu einer Zeit, wo wir noch sehr wohl begreifen können, dass dies *unsere* Krankheit ist. Sicher ist Alzheimer eine Krankheit, die alle in der Umgebung des Kranken mit betrifft, aber ich glaube, ich bin nicht die Einzige, die sich gekränkt und missachtet fühlt, wenn man sie gleichsam für unfähig erklärt, selbst krank zu sein.

Bei einem anderen Treffen für Alzheimerkranke fragte ich, ob es nicht irgendwo eine Selbsthilfegruppe nur für uns Kranke selbst gab. Ich war es so müde, die „Angehörigenkrankheit" zu haben. Der Leiter des Treffens antwortete: „Bauen Sie keine Barriere zwischen Angehörigen und Kranken auf."

Aber das wollte ich ja gar nicht. Natürlich brauchen wir alle einander, aber wir Kranken brauchen einen Rahmen, wo wir etwas langsamer reden können, in dem Tempo, das uns noch möglich ist, und wo wir nicht von gleich vielen Gesunden umzingelt sind; wenn die Gesunden dabei sind, ist das nicht so einfach mit dem Reden.

Was wir bräuchten, ist eine kleine Gruppe, wo wir uns austauschen können – nicht um Selbstmitleidsorgien zu feiern, sondern um zu erzählen, wie es uns geht, wie wir denken und uns fühlen.

Es gibt Gruppen (Selbsthilfegruppen für Süchtige, Trauernde u.a.), die eine tief heilende Wirkung haben. Da darf man weinen, wütend sein, befreiend lachen – es ist alles da. Nein, durch eine solche Gruppe werden wir nicht von unserer Krankheit geheilt, aber wir erleben eine heilende Gemeinschaft. Wir können reden, ohne dass irgendjemand unsere Worte auf die Goldwaage legt.

Jede Krankheit betrifft sowohl den Kranken als auch seine Angehörigen. Es ist unmöglich, dass die Menschen, denen man in Liebe und Freundschaft verbunden ist, nicht mit betroffen sind, wenn man krank wird, egal, was für eine Krankheit es ist. Eigentlich gibt es gar keinen Gegensatz zwischen Angehörigen und Kranken.

Und irgendwann bist du ein Pflegefall

Auf meiner Fensterbank liegt ein Stück von einer Erlenwurzel. Es ist knorrig und bizarr verkrümmt, und mittendrin ist ein glatter Stein, der von der Wurzel festgehalten wird. Für mich ist diese Wurzel so etwas wie eine Madonna der Schmerzen.

So wie du den Stein,
tragen wir alle den Tod
in unserem Leib.

Verzweifelt kämpfen wir
um das Vergessen,
wollten gerne den Stein
verstecken unter
der Schale von Muskeln
und festem Fleisch.

Wir überdecken ihn
mit der Welt,
mit Essen und Trinken,
Aktienfonds
und Lottoscheinen
und duftenden Seifen.

Wir übertönen das Flüstern
in uns drinnen:

Memento mori –
denke daran, dass du sterblich bist!

Aber der Stein, er ist da.
Wir kommen nicht vorbei
an der nackten Angst.
Der Angst, zu verlieren
und verloren zu gehen,
der Nichtigkeit des Todes.

Wir sind gefesselt,
gebeugt unter der Angst,
bis wir den Blick erheben und sehen …
dass Leben und Tod
sich nicht trennen lassen,
sondern einander gebären.

Der Stein ist unsere Bürde,
die unvermeidliche
Balance im Sein.
In allem Leben.
Ohne Punkt
kein Satz.

So wie du den Stein,
tragen wir alle den Tod
in unserem Leib.

Manchmal frage ich mich, ob man nicht die alte heidnische Sitte wieder einführen sollte, dass die Alten, die der

Sippe und Dorfgemeinschaft nicht länger zur Last fallen wollen, sich von einem Felsen in den Tod stürzen. Natürlich so, dass die anderen einen nicht schubsen müssen, sondern dass man es selbst macht. Eine makabre Lösung, gewiss, aber ist es so viel besser, in seinem eigenen Kot zu liegen und langsam vor sich hin zu erlöschen? Sich so gleichsam selbst überleben – was soll daran gut sein? So etwas denkt man in manchen Momenten.

Ich glaube nicht, dass es sehr viele Menschen gibt, die sich ängstlich fragen, ob sie einmal eine Demenzkrankheit bekommen werden. Die meisten halten dieses Thema auf Abstand. Die Angst vor dem Krebs ist groß, aber ich höre es nicht oft, dass jemand Angst davor hat, sich geistig zu verlieren. So etwas – nein, es kann nicht sein, es darf nicht sein, es ist zu unfassbar. Vielleicht ist diese Reaktion richtig; vielleicht könnten wir ohne den Glauben, dass wenigstens unser Gehirn nicht krank werden kann, nicht leben.

„Ich weiß, dass ich einmal sterben muss." Das sagt sich leicht und glaubt sich doch so schwer. Einmal sprachen wir in einer meiner Konfirmandengruppen über das Thema „Tod und Beerdigung". Ich erzählte den Konfirmanden, dass die Gräber auf dem Friedhof heutzutage meist nach 25 Jahren wieder eingeebnet werden. Das regte eines der Mädchen furchtbar auf; es rief aus: „Und was ist, wenn jemand sein ganzes Leben in dem Grab sein will?"

Kindliche Naivität? Nein, sondern so sind wir Menschen. Dass wir einmal nicht mehr da sein werden, wir können es nicht fassen. Auch die Ewigkeit und die Unendlichkeit können wir nicht fassen, die Gedanken schleudern und streiken. Ich glaube, mit der Demenz ist das ähnlich. Solange man seine Demenzdiagnose noch nicht hat, kann man darüber lachen, wenn die Oma die Brille sucht, die sie die ganze Zeit auf der Nase hat. Hat man die Diagnose, ist das überhaupt nicht mehr lustig.

Ich kenne Menschen, die kranker sind als ich. Vor einem Jahr war ich dabei, als eine alzheimerkranke Frau etwas aus einem Buch vorlas. Heute will sie nicht mehr reden. Es ist erschreckend, wie schnell das geht.

Als ich das erste Mal auf einem Treff der Alzheimervereinigung dabei war und wir uns vorstellten, zeigte es sich, dass die meisten Anwesenden ihre Diagnose seit drei, vier Jahren hatten. Sie sagten, wie sie hießen, und noch ein paar andere Sätze, und dann sagten sie mehr oder weniger nichts mehr, sondern die, die sprachen, waren ihre Lebenspartner oder Kinder. Das machte mir Angst. Alzheimer – das bedeutet, dass man die Sprache verliert, und für jemanden wie mich, für den Worte immer so wichtig waren, ist das doppelt schwer. Ich habe schon angefangen, die Worte zu verlieren, manchmal sind sie auf einmal weg. Wie lange werde ich noch sprechen können?

Fragen Sie mich drei Minuten, nachdem ich den Wetterbericht gehört habe, wie das Wetter morgen sein wird, und ich habe keine Ahnung. Solche Dinge passieren mir heute viel öfter als früher.

Ulf versucht, mich zu beruhigen. „Man kann ja nicht alles im Kopf behalten."

„Schon, aber wenn man es nicht im Kopf hat, wo hat man es dann?"

Was die anderen vielleicht nicht sehen, ich merke es: wie es unerbittlich abwärtsgeht, Stückchen um Stückchen. Wenn die Medizin überhaupt etwas hilft, dann bremst sie diesen Verfall etwas.

Alle fragen sie mich: „Hilft die Medizin?" Ja, hilft sie? Ich weiß es nicht. Ich weiß auch nicht, wie es mir gehen würde, wenn ich sie nicht nähme. Das kann keiner wissen. Sie ist die einzige Rettungsleine, die ich habe, aber heilen kann sie nicht. Die Aussicht, irgendwann nur noch eine Pflanze zu sein und nichts mehr mitzubekommen, sie ist furchtbar. Ich muss oft daran denken. Ich denke an das ganz Praktische – wie Ulf und ich das bisschen Leben, das uns noch bleibt, so gestalten, dass es ein würdiges Leben ist. In solchen Augenblicken kann ich das Problem rein mit dem Kopf betrachten, ohne all die Gefühle. Aber wenn ich dann nachts nicht schlafen kann, kommen die anderen Bilder, die Angstattacken. Dann denke ich auf einmal: *Ich will nicht!*

Wenn die Angst kommt, muss ich mit ihr fertig werden, aber das schafft man nicht immer. Darum ist es so wichtig, jeden Tag aus dem Haus zu gehen, unter Menschen zu kommen.

Nein, wirklich mit mir in meine Angst hineingehen kann kein anderer Mensch. Aber ich würde es nicht schaffen, den ganzen Tag mit meinen Gedanken allein zu sein. Gut, dass es so viele Menschen gibt, die mich anrufen oder einladen. Das macht das Leben leichter. Das ist der Grund, warum ich nicht mehr hundert Prozent dagegen bin, meine Wohnung aufzugeben. Zurzeit geht es noch, aber wenn Ulf, der älter ist als ich, nicht mehr kann, will ich nicht allein in der Wohnung sein. Das würde ich nicht aushalten. Solange man zu zweit ist, hat man eine natürliche Waffe gegen die Angst.

Wir teilen den Tag nach unseren verschiedenen Beschäftigungen ein und geben so unserem Leben Struktur. Aber ich weiß genau: Ich würde nicht in Kochbüchern blättern und versuchen, eine gute Mahlzeit zu kochen, wenn ich die Einzige wäre, die sie isst. Ich würde rasch so werden wie die anderen Einsamen auch – ein belegtes Brot hier, ein Stück Wurst da … Ich würde viel Fertiggerichte essen. Und allein am Tisch sitzen – nein, es ist nicht schön. Vor allem aber wäre die Angst mein ständiger Begleiter, wenn ich allein wäre. Und man kann ja auch nicht andere Menschen zwingen, bei einem zu sein, um die Angst auf Abstand zu halten.

„Eine Panikattacke ist nach zwanzig Minuten wieder vorbei“, habe ich früher immer getönt.

„… und dann kommt die nächste“ – aber das erwähnte ich nicht. Ich weiß, dass man mit Angst leben kann; man stirbt nicht daran, und irgendwann geht es wieder vorbei.

Wenn man Alzheimer hat, ist das so, als ob im Kopf etwas zusammenklebt. Das ist etwas, woran ich nichts ändern kann. Ich kann mich buchstäblich auf den Kopf stellen, ich kann Gymnastik machen oder mich gesund ernähren – es hilft alles nichts. Ich weiß noch nicht einmal, wie es da drinnen wirklich aussieht. Oder aussehen sollte. Ich bin hilflos.

Ich glaube nicht, dass die Ärzte noch einmal eine Computertomografie machen werden, um zu sehen, wie weit die Krankheit fortgeschritten ist. Das Ergebnis wäre wohl auch nicht besonders lustig.

Auf den Gedanken, dass ich etwas, das kaputt ist, heil zurückbekommen könnte, komme ich gar nicht erst; so unrealistisch bin ich nicht. Aber dass die Krankheit wenigstens eine Weile zum Stillstand kommt, das wünsche ich mir schon. Auch das ist ja eine Art, sich zu wehren. Immer noch bete ich: *Gott, gib, dass es nicht schlimmer wird.*

Wenn es so bleibt, wie es jetzt ist, und nicht noch schlimmer wird, kann ich eigentlich ganz gut damit leben. Man lernt es nach und nach, wo die Grenzen sind, lernt es, mit der Situation fertig zu werden. Aber ich habe zu viele Menschen erlebt, die schließlich an Alzheimer gestorben sind, um nicht zu wissen, was auf mich zukommt. Und irgendwo kommt der Punkt, wo man nicht mehr selbst begreift, was mit einem los ist. Aber ich will nicht, dass ich anfange, beim Nachbarn zu klingeln, weil ich auf die Toilette muss. Ich will nicht, dass ein Besucher Mengen an vergammeltem Fleisch unter meinem Sofa findet. Und so weiter.

Ich glaube, ich darf nicht mehr darauf bestehen, dass ich bis zum Sankt Nimmerleinstag so bleiben muss wie früher, und das ist das Schwerste. Und auch das Wunschbild, das ich von meinem Alter hatte, muss ich abgeben. Die weise, rüstige Oma Agneta – es wird nicht sein.

Etwas anderes, das ich erschreckend finde, ist, wenn Frauen, die sich immer schön und geschmackvoll gekleidet haben, plötzlich ganz anders aussehen und eine Leidenschaft für Goldsandalen und kitschige rosa Haarschleifen entwickeln.

Hilfe! Dass ich eines Tages nicht mehr *ich* bin, es ist ein erschreckender Gedanke. Alles verlieren und verlassen, nicht mehr man selbst sein – es weckt Emotionen, die ähnlich stark sind wie die, die man bekommt, wenn man an den Tod denkt.

Das, wovor so viele andere Angst haben – die Pflegebedürftigkeit und dass man in „so ein furchtbares Heim" muss und keine richtige medizinische Versorgung mehr bekommt –, erschreckt mich nicht so sehr. Um das Endstadium mache ich mir weiter keine großen Gedanken. Eher beunruhigt mich schon – aber wenn es dann so weit ist, sehe ich das vielleicht auch ganz anders – der Gedanke an die Geräuschkulisse. In manchen Pflegeabteilungen läuft ja im Aufenthaltsraum den ganzen Tag der Fernseher. Dieses Geräusch habe ich noch nie vertragen, und der Gedanke, eines Tages mit so etwas leben zu müssen, ist nicht einfach. Sich nicht mehr wehren, nicht mehr selbst entscheiden können …

Ich wehre mich kräftig durch viel Lesen. Ich lese, bis ich vor Müdigkeit einschlafe.

Klar habe ich Angst. Ich bin immer empfindlich gegen Gerüche gewesen, und in den meisten Pflegeheimen riecht es so sonderbar. Vielleicht nicht immer schlecht, aber – ja, alt. Ich habe eine wahnsinnige Angst davor, auch dort zu liegen, mit Altweiberbart und verdreckten Haaren und permanentem Uringeruch. Nein, darauf kann ich verzichten.

Viele versuchen, mich zu trösten: „Wenn's einem so dreckig geht, merkt man es doch selbst gar nicht mehr."

Kann sein. Aber dann erinnere ich mich daran, wie das ist, solche Heime zu besuchen. Ich habe volles Verständnis für Menschen, die es nicht über sich bringen, die kranke alte Oma oder den Ehepartner im Pflegeheim zu besuchen. Wenn man den anderen nicht mehr erreichen kann, wenn er zusammengerollt daliegt und nicht mehr reagiert – das ist echt schwer.

Es heißt, dass alte Alzheimerkranke ruhig und ohne Tabletten schlafen. Nun ja, wegen der Medikamente brauche ich mich wohl nicht weiter verrückt zu machen. So lange ich noch den Mund aufmachen und selbst für mich sprechen kann, werde ich wohl meine Medizin weiter bekommen. Absetzen tun sie sie ja erst in einem späteren Stadium. Die teuren Medikamente selbst bezahlen, geht nicht; die ganze Rente geht ja schon für den Pflegeplatz drauf. Womit sich das Problem irgendwann von selbst löst. Und was soll die ganze Medizin im letzten Stadium auch bringen?

Ich habe immer gedacht, dass ich einmal uralt werde, voller Weisheit und Falten, wie eine Indianeroma aus Mexiko, und im Lehnstuhl sitzen und die Fragen meiner Enkelkinder beantworten werde.

Das war wohl nichts. Ich werde weder alt noch weise werden.

Ich glaube, allen Menschen fällt es schwer, das Ruder abzugeben. Einzusehen, dass sie nicht alles und jedes selbst machen und selbst kontrollieren müssen.

„Ich möchte niemandem zur Last fallen", sagen viele. Aber wenn man eine einzige große Last ist, was hat man da für eine Wahl?

Eine Pflegeverfügung schreiben?

In einem Testament bestimmen wir, wer dann, wenn wir nicht mehr sind, unsere Briefmarkensammlung oder die Schallplatten bekommen soll. In sogenannten Patientenverfügungen legen wir fest, ob wir unsere Nieren für eine Transplantation zur Verfügung stellen oder welche lebensverlängernden Maßnahmen wir wünschen oder nicht wünschen, wenn wir mit Krebs im Krankenhaus liegen. Warum nicht auch eine Pflegeverfügung schreiben, in der wir festlegen, wie wir behandelt werden möchten, wenn wir ein Pflegefall geworden sind und unsere Wünsche nicht mehr selbst äußern können?

Ich will, dass mein Mann mein Lebenskamerad, mein Geliebter und mein Liebhaber ist, aber nicht mein Pfleger. Ich will seine Frau bleiben, auch dann, wenn ich nur noch ein Bündel in einem Krankenbett bin, und darum ist es wichtig, dass die rein körperliche Pflege von anderen übernommen wird. Darüber sind wir beide uns einig.

Andere können und wollen den Partner zu Hause behalten und setzen auf ambulante Pflegehilfen. Sie haben meine volle Hochachtung. Aber in unserem Fall fällt diese Möglichkeit aus. Von uns beiden kann keiner den anderen pflegen. Ulf und ich können nicht gleichzeitig Mann und Frau und Pfleger und Patient sein. Ich will, dass wir unsere Liebe und Integrität behalten und von Menschen gepflegt werden, die das können und schaffen.

Die Kontinuität in der Pflege ist unerhört wichtig. Die Geborgenheit, die darin besteht, dass man keine Nummer, sondern Frau/ Herr Soundso ist. Dass die Menschen, die sich um einen kümmern, einen kennen und für wichtig halten und wissen, was sie tun. Auch eine vertraute Umgebung ist wichtig.

Schlimm wäre es, zwischen Spezialkliniken und der allgemeinen Ambulanz hin und her geschoben zu werden. Ich habe Angst vor Gemeinschaftspraxen, in denen alles anonym und niemand Spezialist in irgendetwas ist. Es ist wichtig, Menschen zu haben; das ist ein Stück Heimat. Menschen, die einen schon zu der Zeit, wo man noch „normal" war, gekannt haben, sind auch in der Pflege wichtig.

Ich hätte nichts dagegen, zusammen mit meinem Mann in eine Art betreutes Wohnen umzuziehen, wo wir bei Bedarf im Speisesaal essen können und die Wohnung geputzt bekommen – gerne auch mit Anschluss an andere Wohnformen, die aktuell werden können, wenn die Krankheit weiter fortgeschritten ist.

Aber nun sind in Schweden die politischen Würfel gefallen. Wer krank ist, hat zu Hause zu bleiben und die ambulanten Pflegeangebote in Anspruch zu nehmen, so lange, bis er nicht mehr weiß, wie er heißt, oder nicht mehr die Toilette findet. Aber dann ist es zu spät. Ein schwer Demenzkranker wird in einem neuen Milieu nur noch verwirrter und „weggetretener". Die ganze Zeit sucht er das verlorene „Zuhause" und hat nichts von der noch so guten Pflege.

Ich will nicht, dass das bei mir so wird. Ulf und ich wollen beide umziehen, solange noch Zeit ist. Wir wissen, was auf uns wartet. Das Einzige, was den Abbaujahren ein Stück Lebensqualität und Geborgenheit geben kann, ist, dass wir uns neu einleben können, solange wir noch wissen, wohin wir ziehen, und selbst entscheiden können, wie wir es in den letzten Jahren haben möchten, welche Möbel und Bilder um uns sein sollen usw.

Noch habe ich ein gutes Leben. Mein Mann und ich haben endlich Zeit füreinander. Wir gehen spazieren und einkaufen, legen Puzzles, lösen Kreuzworträtsel, sitzen bei einer guten Mahlzeit am Küchentisch und unterhalten uns. Ich treffe mich mit meinen Freundinnen, gehe in meine Qigongstunden, lese und male Ikonen. Aber es ist alles so zerbrechlich. Weder ich noch Ulf wären in der Lage, alleine in unserer Wohnung wohnen zu bleiben. Ulf sagt selbst, dass er das unmöglich schaffen würde. Er hat Schwierigkeiten mit dem Hören und dem Kurzzeitgedächtnis und kann seinen Alltag nicht mehr alleine bewältigen. Ich will mein Leben so lange leben, wie es möglich ist. Ich will so gut leben, wie es geht, solange die Uhr noch läuft. Das, was ich noch kann, will ich auch tun. Ich will mit Achtung und Würde behandelt werden.

Das letzte Stadium brauchen sie nicht verlängern; was sollte das bringen? Die Zeit verlängern, in der man noch ein Mensch ist, das ist etwas ganz anderes.

In die Ewigkeit musst du nicht rennen

Noch da sein, ohne dass man selbst dabei ist – man kann sich das nicht vorstellen. Ich erwische mich dabei, wie ich neidisch bin auf Menschen, die Krankheiten bekommen, die das Gehirn nicht in Mitleidenschaft ziehen – Menschen, die (so scheint es mir jedenfalls) bis ans Ende das Steuer in der Hand halten und an allem teilhaben können. Es muss furchtbar sein, zu erleben, wie der Körper seinen Dienst einstellt, ein richtiger Alptraum – aber genau wissen, was man will, und nicht mehr die Worte dafür finden ... Es sind zwei ganz verschiedene Arten, zu sterben, das spüre ich deutlich.

Viele sagen, wenn die Rede auf den Tod kommt: „Hauptsache, es geht schnell."

Ich denke dann manchmal: *Aber den Küchenschrank aufräumen würde ich schon noch gerne.* Und nicht nur den Schrank, sondern auch meine Seele. Ich möchte vorbereitet sein auf das Sterben. Warum sollte ich eine so wichtige Reise unvorbereitet antreten?

Wenn ich mir früher meinen Tod vorstellte, kamen mir die Bilder der alten Patriarchen in den Sinn, die auf ihrem Sterbelager ihre Kinder segnen und ihnen die letzten guten Ratschläge geben. So wollte ich das auch haben. Mich richtig verabschieden können.

Jetzt bin ich mir nicht mehr so sicher. Vielleicht sterbe ich ja auch an etwas anderem, bevor ich an Alzheimer sterben kann. In dem bereits erwähnten Buch *Wie wir sterben* endet das Kapitel über Alzheimer mit dem Satz: „Bei dieser Krankheit gibt es kein Sterben in Würde." Alles wird einem weggenommen. Die Zellen vergessen nach und nach alles, zum Schluss sogar, wie man atmet, und dann kommt der Tod.

Das ist nicht das Bild, das man von sich selbst hat, wenn man noch gesund ist. Wir bilden uns ja gerne ein, dass wir nie sterben müssen. Oder wenn schon, dass wir dann aber doch wenigstens zu Fuß zu unserer eigenen Beerdigung gehen können, die wir so perfekt geplant haben.

Ich habe Probleme mit dem Sterben. Ich habe entdeckt, wie kontrolliersüchtig ich bin. Ich will nicht nur mein Leben im Griff haben, sondern sogar noch meinen Tod. Ich will sein Regisseur sein. Man entdeckt neue Seiten an sich und verborgene Ängste.

Lange Zeit in meinem Leben stand in mir eine Selbstmordtür einen kleinen, verborgenen Spaltbreit offen. Sie war da, wie eine dunkle, böse Versuchung. Als ich Mutter wurde, schloss sich diese Tür. Man wird seine Kinder immer irgendwo enttäuschen, aber meine Tochter *so* verraten – nein, das darf ich nicht. Als ich meine Diagnose bekam, bekam ich Angst, dass diese schwarze Sehnsucht wieder wach werden würde, und manchmal sage ich Ulf auch in vollem Ernst: „Jetzt sch... wir auf den ganzen Schlamassel."

Aber ich bin ja immer noch Mutter, und so hat diese Versuchung nicht mehr die gleiche Macht wie früher. Öfter denke ich sogar, dass das Leben eigentlich schön ist. Der Tod kommt schon von alleine. In die Ewigkeit muss man nicht rennen; sie ist die ganze Zeit schon da, in uns und um uns herum. Irgendwo habe ich einmal gelesen: „An dem Tag, wo du wirklich stirbst, wo jede Zelle in deinem Leib sterben will, brauchst du nichts dazuzutun, dann stirbst du einfach.“

Alzheimer – das bedeutet, dass man sich selbst verliert. Nein, nicht seine Seele. Aber die Fähigkeit, sein Innerstes zu kommunizieren.

Wie alle Menschen, so will auch ich den Sinn meines Lebens erkennen, will der werden, der ich im Innersten bin, und nicht vorgeben oder versuchen, jemand anderes zu sein. Ich glaube nach wie vor, dass nichts im Leben vergeblich ist. In den amtlichen Statistiken mag man eine unbedeutende Zahl sein – bei Gott haben wir eine Heimat. Wie immer wir auch fallen, wir landen in Gottes Hand. Auf diesen Glauben habe ich mein Leben erbaut, und falls er falsch sein sollte, hat er meinem Leben doch Inhalt und Sinn gegeben.

Ich habe ein gutes Leben gehabt. Die Alzheimerkrankheit hat mir vieles genommen; Gott kann sie mir nicht nehmen. Aber einen Sinn in ihr, das vermag ich nicht zu sehen.

Ohne Gott würde ich es nicht schaffen, mit Alzheimer zu leben. Ohne Gott könnte ich überhaupt nicht leben.

*****

Geborgen
ist mein Leben in Gott

Geborgen ist mein Leben in Gott.
Er hält mich in seinen Händen.
Manchmal habe ich große Angst.
Ich bin ganz allein.
Wer ist da, der mich tröstet?
Manchmal bin ich sehr traurig.
Oft weiß ich nicht einmal, warum.
Wer ist da,
der mich in seinen Arm nimmt?
Geborgen ist mein Leben in Gott.
Er hält mich in seinen Händen.
Manchmal habe ich das Gefühl,
dass mich niemand leiden mag.
Oft mag ich mich selbst nicht.
Wer ist da, der mich verstehen kann?
Manchmal bin ich feig.
Ich schweige, wenn ich reden sollte.
Ich rede, auch wenn ich schweigen sollte.
Mir fehlt der Mut, das Rechte zu tun.
Wer ist da, der mir hilft?
Geborgen ist mein Leben in Gott.
Er hält mich in seinen Händen.
Manchmal habe ich Angst vor dem Sterben.
Ich weiß nicht, wie das ist.
Wer ist da,
der mich in meiner Angst begleitet?

Gott ist für mich da.
Er hat mich lieb.

nach Psalm 31
(EKG 767, Evangelisches Gesangbuch,
Ausg. f. d. Ev. Landeskirche i. Württemberg)

*****

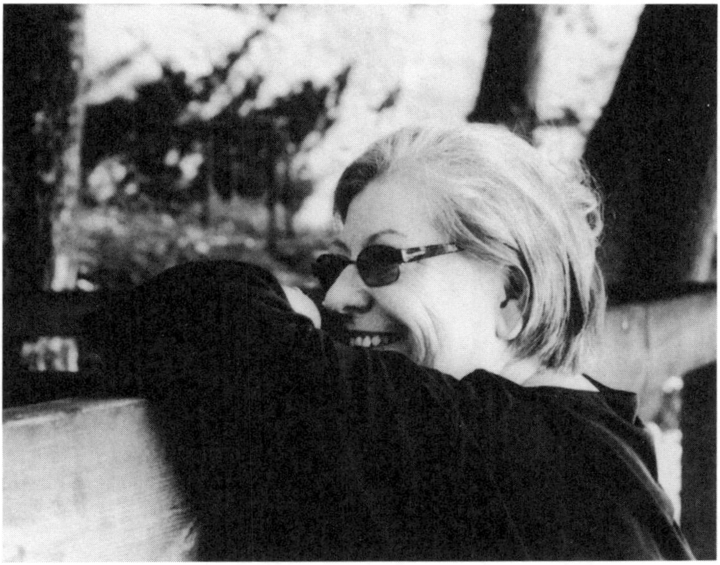

Agneta Ingberg

Die Alzheimerkrankheit

Agnetas Bericht weckt Gefühle und Fragen, die akuter werden können, wenn man selbst oder Menschen, die einem nahestehen, Gedächtnisprobleme hat. Da will man manchmal mehr wissen. Die Alzheimerkrankheit – was ist das eigentlich?

Demenz

Die Alzheimerkrankheit ist eine von mehreren Demenzkrankheiten. Mit dem Wort „Demenz" wird ein geistiger Verfall bezeichnet, der nicht zu dem natürlichen Alterungsprozess gehört und der mit verschiedenen Krankheiten zusammenhängen kann, die das Gehirn betreffen. Die Symptome variieren je nach der konkreten Erkrankung, manchmal auch bei der gleichen Diagnose von Patient zu Patient. Demenzkrankheiten sind progredient, d.h. sie verschlimmern sich immer mehr und nehmen dem Patienten so einen Großteil seiner Selbstständigkeit und kognitiven Funktionen. Zu den kognitiven Funktionen gehören u.a. Gedächtnis, Auffassungsgabe, Konzentration, Denken, Verstehen, Sprache, räumliche Orientierung, Planen und praktische Fähigkeiten. Der Arzt spricht nach den geltenden Diagnoserichtlinien dann von einer Demenz, wenn die kognitiven Störungen anhaltend sind, d.h. seit mindestens sechs Monaten bestehen, und die Fähigkeit des Patienten, sich im Alltagsleben zurechtzufinden, beeinträchtigen.

Demenzkrankheiten gehören heute zu den großen Volkskrankheiten. Die Alzheimerkrankheit mit frühzeitigem Beginn (Typ 1), d.h. mit Symptombeginn vor dem 65. Lebensjahr, ist relativ selten, dagegen ist die Alzheimerkrankheit mit spätem Beginn (Typ 2) die häufigste Demenzkrankheit. Die Krankheit wird in der medizinischen Literatur auch mit dem Kürzel AD bezeichnet (für englisch *Alzheimer's Disease*).

Die zweithäufigste Demenzkrankheit ist die sogenannte vaskuläre Demenz (Verkalkungsdemenz), die durch Blutpfropfen oder Blutungen im Gehirn entsteht. Bei älteren Menschen gibt es nicht selten eine Kombination von Alzheimer und Verkalkung.

Alzheimerkrankheit

Die Alzheimerkrankheit ist nach dem deutschen Psychiater Alois Alzheimer benannt, der sie 1906 erstmals beschrieb. Alzheimer hatte eine epileptische Patientin, die aufgrund von paranoiden Wahnvorstellungen eingeliefert worden war. Alzheimer beschrieb die Symptome der Patienten mit Worten wie Desorientierung, Gedächtnisprobleme, Halluzinationen und Wahnvorstellungen sowie Sprach- und Schreibstörungen – lauter Symptome, die heute unter den internationalen Begriff BPSD fallen (deutsch: Verhaltens- und psychische Symptome bei Demenzkrankheiten). Die Symptome der Frau verschlimmerten sich rasch, und sie starb noch im gleichen Jahr. Bei der Obduktion entdeckte Alzheimer, dass das Gehirn der Frau geschrumpft war. Eine genauere mikroskopische Untersuchung ergab, dass die Nervenzellen verändert waren – sowohl innen, in den die Zellen durchziehenden Neurofibrillen (Fäserchen), als auch außen, wo Alzheimer Ablagerungen (sogenannte Plaques) fand. Er stellte ferner einen Mangel an Synapsen (Verbindungen zwischen den Nervenzellen) fest.

Die Alzheimerkrankheit ist eine progrediente Erkrankung, die die Nervenzellen im Gehirn nach und nach zerstört. Sie zeitigt intellektuelle, verhaltensmäßige, funktionelle und motorische Symptome. Die Ursachen der Krankheit sind unklar. Die häufigste Theorie ist, dass sie von dem Plaquebelag um die Zellen herum ausgelöst wird (die so genannte Amyloid-Plaque-Hypothese). Bekannte Risikofaktoren sind hohes Alter, genetische Vorbelastung (Demenzerkrankungen in der Familie), wiederholte Schädelverletzungen, weibliches Geschlecht und Bluthochdruck.

Bei der Alzheimerkrankheit verändern sich Nervenzellen im Gehirn so, dass sie verkümmern und rascher als normal absterben. Ihre Verbindungen bilden sich zurück und schrumpfen. Es scheint, dass dieser Prozess in den Synapsen, also den Kontaktstellen zwischen den Nervenzellen, über die diese kommunizieren, beginnt. Die fortschreitende Verkleinerung der Kontaktflächen zwischen den Zellen führt zu einer Minderung der Gehirnaktivität. Die Reste der verkümmerten Teile in der toten Zelle sehen wie ein Klumpen aus – die sogenannte neurofibrillaren Tangles.

Darüber hinaus bilden sich außerhalb der Zellen und zwischen ihnen Plaques. Diese Plaques kann man sich als Müllhaufen vorstellen, die aus den Resten zerstörter Zellen bestehen; ihr Kern besteht aus dem Protein Beta-Amyloid.

Diese Schäden im Gehirn führen weiter zu Veränderungen in den chemischen Überträgersubstanzen (Neurotransmitter), die für die Kommunikation zwischen den verschiedenen Nervenzellen nötig sind, damit das Gehirn und der Körper funktionieren können. Der Gehalt an diesen Substanzen sinkt. Dies betrifft vor allem das für Gedächtnis und Denken wichtige Acetylcholin; die Nervenzellen, die Acetylcholin enthalten, sind die ersten, die bei der Alzheimerkrankheit geschädigt werden. Darüber hinaus kommt es auch zu einem Mangel an Serotonin, Noradrenalin und Dopamin (was unter anderem zu Depressionen führen kann) sowie Glutamat.

Der schleichende Verlauf der Alzheimerkrankheit macht es schwer, ihren genauen Beginn festzulegen. Es kann zwanzig Jahre bis zu den ersten auffälligen Symptomen dauern. Im Frühstadium, in der Grauzone zwischen normaler Funktion und leichter Gedächtnisstörung, sind die Symptome vage, und der Patient erfüllt die geltenden diagnostischen Kriterien für Demenz nicht. Diese Phase wird auch als „leichte kognitive Störung" (englische Abkürzung: MCI) bezeichnet. Binnen fünf Jahren entwickelt sich bei 80 % dieser Patienten die Alzheimerkrankheit; man beachte jedoch, dass die übrigen 20 % keine Demenz bekommen.

Die häufigsten Anfangssymptome sind Gedächtnisprobleme, vor allem beim Kurzzeitgedächtnis. Wie rasch die Krankheit entdeckt wird, liegt unter anderem auch an der Lebens- und Berufssituation des Patienten. Bestimmte Berufe stellen höhere Anforderungen an das Gedächtnis als andere. Bei vielen Patienten führten die Einführung des Computers oder neue berufliche Aufgaben zu Problemen, die sich später als frühe Alzheimersymptome entpuppten.

Frühe Symptome

- Konzentrationsschwierigkeiten
- Der Patient erlebt sein Gedächtnis subjektiv als schlecht (obwohl z.B. ein Gedächtnistest durchaus unauffällig ausfallen kann).
- Der Patient vergisst Dinge, die er gerade eben getan hat oder tun wollte.
- Er beginnt, Dinge zu verlegen.
- Der Orientierungssinn verschlechtert sich.
- Angst- und Depressionszustände

Welche Symptome man hat, hängt davon ab, welche Teile des Gehirns geschädigt sind. Zunehmende Gedächtnis- und Sprachstörungen, Desorientiertheit, Probleme im praktischen Verhalten wie im abstrakten Denken sind gängige Symptome; bei der Alzheimerkrankheit sind vor allem die Gehirnabschnitte betroffen, die mit diesen Funktionen zusammenhängen. Der Verlauf folgt einem typischen Muster.

Die Krankheit kann in drei Stadien eingeteilt werden:

Erstes Stadium

- Verschlechtertes Kurzzeitgedächtnis
- Verschlechterte Aufmerksamkeit
- Suchen nach Worten, doch im Ganzen scheint die Sprache intakt zu sein
- Müdigkeit
- Antriebsschwäche
- Konzentrationsprobleme
- Probleme beim Organisieren und Planen
- Schwierigkeiten, zu verstehen, was andere sagen
- Angst- und Depressionssymptome
- Sachen verlegen
- Desorientiertheit in Zeit, Raum und Person

In diesem Stadium kommt der Patient mit dem Alltagsleben noch zurecht. Motorische Symptome, wie z.B. „steife“ Bewegungen, sind in diesem Stadium selten.

Zweites Stadium

- Gedächtnis- und Orientierungsstörungen sind jetzt deutlich.
- Störungen im abstrakten Denken
- Die Sprache wird unsicher: Suchen nach Worten, Umschreibungen nicht gefundener Worte, abgebrochene Sätze.
- Schwierigkeiten, sich zurechtzufinden
- Lese- und Schreibstörungen

- Probleme beim Ausführen bestimmter zielführender Bewegungsabläufe, z.B. Mantel zuknöpfen, Tür aufschließen
- Spürbare Apathie, Unruhe, Irritation, Aggressivität
- Der Patient braucht Hilfe, um im praktischen Alltagsleben (z.B. Hygiene) zurechtzukommen.
- Probleme beim Deuten von Sinneseindrücken
- Schlafstörungen

Drittes Stadium

- Völlige zeitliche und räumliche Desorientierung
- Passivität
- Starker Gewichtsverlust
- Massive Sprachstörungen
- Unruhe, Umherwandern
- Große Hilfsbedürftigkeit
- Deutliche Steife in der Muskulatur
- Bewegungsarmut
- Probleme, Bewegungen zu koordinieren oder das Gleichgewicht zu halten

Der Zustand des Alzheimerkranken verschlimmert sich stetig. Eine Heilung gibt es nicht, doch lassen sich verschiedene Symptome mit den richtigen Medikamenten dämpfen, und in vielen Fällen lässt sich der Krankheitsverlauf verlangsamen. Die Alzheimerkrankheit dauert im Durchschnitt neun Jahre, in Einzelfällen bis zu zwanzig Jahren, und endet mit dem Tod. In Deutschland sind zurzeit etwa eine Million Menschen von einer Demenzerkrankung betroffen, davon zwei Drittel von der Alzheimerkrankheit. Sie ist eine der teuersten Krankheiten für die Gesellschaft.

Nachwort: Leben, solange es geht

Agneta ist nach wie vor aktiv, geistig da, fröhlich und lebendig, aber ich merke, dass es bergab geht. Ihr Leben verändert sich. Sie darf nicht mehr Auto fahren. Ihre Sprache ist anders geworden. Sie wiederholt sich häufig. Ihr Gedächtnis lässt sie im Stich. Es ist schwer, sie sich als dahinvegetierendes Bündel in einem Pflegeheim vorzustellen, aber darauf wird es wohl hinauslaufen. Keine Medizin der Welt kann den Abbau der Gehirnfunktionen stoppen, und von den neuen Hoffnungsmedikamenten, über die man manchmal in der Zeitung liest, wird Agneta nichts mehr haben.

Alles, was ich für sie tun kann, ist, die Freundschaft mit ihr hier und jetzt zu pflegen. Wir haben nach wie vor eine wechselseitige Beziehung, wo wir beide geben und nehmen. Wir teilen Geheimnisse, tauschen uns aus. Der Tag wird kommen, wo das nicht mehr möglich ist. Dann werde ich ihr nur noch meine Nähe und Fürsorge schenken können, ohne zu wissen, ob sie das überhaupt will.

Als Agnetas Freundin habe ich einen Einblick bekommen, wie furchtbar es sein muss, genau zu wissen, dass die Nervenzellen im eigenen Gehirn dabei sind, zerstört zu werden, und dass eine Funktion nach der anderen verschwindet. Ich habe auch Respekt bekommen vor Agnetas Art, mit ihrer Krankheit umzugehen. Sie hat weder ihren Humor noch ihre Selbstdistanz oder ihren Glauben verloren. Sie lebt jeden Tag bewusst und steht zu ihren Verwandten und Freunden. Sie lebt das Leben, das ihr gehört.

Ich habe auch gelernt, dass unsere Gesellschaft mit den Krankheiten des Gehirns anders umgeht als mit vielen anderen Krankheiten. Man trifft nicht selten auf eine gewisse Nonchalance und Verharmlosung. Es fällt schwer, die Hilfen zu erhalten, die man von Behörden und sozialen Diensten braucht, ja es kann schwierig sein, rechtzeitig die Diagnose zu bekommen. So mancher Patient, der wegen seiner Gedächtnisstörungen zum Arzt geht, wird als Bagatellfall abgefertigt: „Sie sind halt keine zwanzig mehr; kommen Sie wieder, wenn's schlimmer wird."

Manchmal frage ich mich, was wohl wäre, wenn ein Knoten in der Brust genauso nonchalant behandelt würde ... Aber das ist die Realität, obwohl man doch genau weiß, dass die Behandlung von Gedächtnisstörungen frühzeitig beginnen muss, wenn sie die Lebensqualität wirklich verbessern soll.

Die Arbeit an diesem Buch war mir eine wichtige Aufgabe. Heute wird die Alzheimerkrankheit zunehmend bereits in einem frühen Stadium entdeckt. Dies ist ein Schritt in die richtige Richtung, der noch verstärkt werden müsste. Es ist wichtig, den Menschen zu sagen, dass die Alzheimerkranken mitten unter uns sind; sie sind nicht nur ein paar Greise im Pflegeheim. Eine richtige und zeitige Diagnose kann für den Kranken wie seine Angehörigen die Lebensqualität verbessern, und dies sollte eigentlich allen ein Anliegen sein – sowohl aus ethischen wie aus ökonomischen Gründen. Doch in einer Zeit knapper werdender Finanzen macht sich vielfach ein wachsendes zynisches, kurzsichtiges Bild vom Menschen und von der Pflege breit. Davon hat letztlich niemand etwas.

Es ist mir ein Vorrecht, Agnetas Bericht über ihre Krankheit weiterzugeben. Solange es möglich war, hat sie mich in ihr Innerstes hineingelassen. Sie hat mir ihre Geschichte und Erfahrungen auf eine Art erzählt, die warm, großzügig und humorvoll war. Wir haben zusammen gelacht und geweint.

Agneta ist traurig, dass sie dabei ist, sich selbst zu verlieren, und mich macht es traurig, zu erleben, wie eine liebe Freundin mir langsam, aber unerbittlich entgleitet, hinein in die Welt ihrer Krankheit, der ich mich vielleicht mit der einen oder anderen liebevollen Berührung und dem Mut, da zu sein, ein Stückchen nähern kann, aber aus der keine Antwort kommen kann. Wie Agnetas Reise dorthin aussehen und wie lange sie dauern wird, kann keiner genau sagen. Aber auf dieser Reise geht das Leben weiter, mit Chancen der Gemeinschaft, der Freude und der schönen Stunden.

Birgitta Andersson
Ranungen, Mai 2005

Anhang:

Informationen für Demenzkranke und ihre Angehörigen

In Deutschland

Die Deutsche Alzheimer Gesellschaft e.V.
Die Deutsche Alzheimer Gesellschaft ist der Bundesverband von Alzheimer Landesverbänden sowie von regionalen und örtlichen Gruppen. Sie vertritt die Interessen der Betroffenen und ihrer Familien und arbeitet gemeinnützig. Die Geschäftsstelle befindet sich seit 1997 in Berlin, wo mehrere hauptamtliche Mitarbeiterinnen und Mitarbeiter tätig sind.

Beratung durch das Alzheimer-Telefon
Die Deutsche Alzheimer Gesellschaft, die durch das Bundesministerium für Familie, Senioren, Frauen und Jugend unterstützt wird, bietet in Deutschland ein **Alzheimer-Telefon** unter der bundeseinheitlichen Rufnummer 01803 - 171017 (9 Cent pro Minute) an. Anrufer erhalten Informationen, Tipps zum Umgang mit der Krankheit, können sich aussprechen und Broschüren bestellen.

Deutsche Alzheimer Gesellschaft
Friedrichstraße 236
D-10969 Berlin
Tel. 030/259 37 95 -0
Fax 030/259 37 95 -29

Alzheimer Telefon 01803 17 10 17
(9 Cent pro Minute)
E-Mail: info@deutsche-alzheimer.de
www.deutsche-alzheimer.de

In Österreich:

Alzheimer Angehörige Austria
Obere Augartenstr. 26-28
A-1020 Wien
Tel. 1/332 51 66
Fax 1/334 21 42
www.alzheimer-selbsthilfe.at

In der Schweiz:

Schweizerische Alzheimer Vereinigung
Rue des Pêchers 8E
CH-1400 Yverdon-les-Bains
Tel. 024 426 20 00
www.alz.ch

Nützliche Internetadressen

Eine Vielzahl von Informationen, auch über Hilfemöglichkeiten in anderen Ländern finden sich unter folgenden Internetadressen:

Kompetenznetz Demenzen
www.kompetenznetz-demenzen.de

Kuratorium Deutsche Altershilfe
www.kda.de

Bundesarbeitsgemeinschaft Selbsthilfe
www.bag-selbsthilfe.de

Demenz Support Stuttgart
www.demenz-support.de

Deutsche Expertengruppe Dementenbetreuung
www.demenz-ded.de

Alzheimer Angehörigen Initiative
www.alzheimerforum.de

Alzheimer Europe
www.alzheimer-europe.org
Alzheimer's Disease International
www.alz.co.uk

Nationale Kontakt- und Informationsstelle zur Anregung und Unterstützung von Selbsthilfegruppen
www.nakos.de

Claude K. Dubois • Véronique van den Abeele

Meine Oma hat Alzheimer

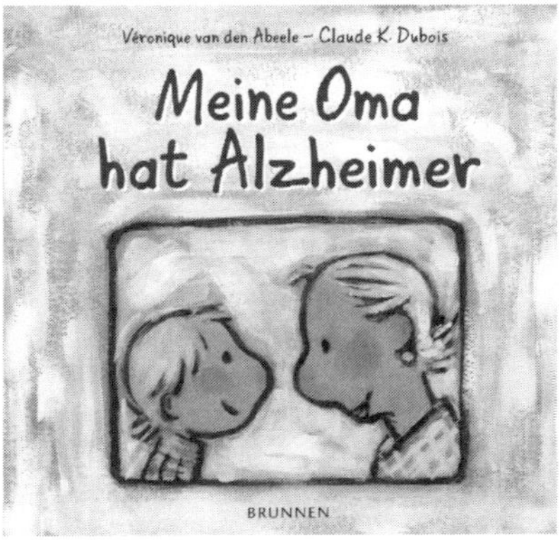

32 Seiten, vierfarbig durchgehend illustriert

ISBN 978-3-7655-5562-6

„Was ist nur mit Oma los?“, fragt sich Paula besorgt. Plötzlich bringt sie Namen durcheinander, stellt ihren Schuh in den Kühlschrank und tut andere verrückte Dinge. Macht Oma Spaß?

„Nein, deine Oma ist krank“, sagt der Arzt. „Sie hat Alzheimer.“

„Alzh... was?“, fragt Paula. Was auch immer es sein mag: Paula hält zu ihrer Oma und hilft ihr.